医療秘書教育全国協議会　編

新　医療秘書医学シリーズ

4

改訂 臨床医学Ⅱ ─外科

井上　肇　著

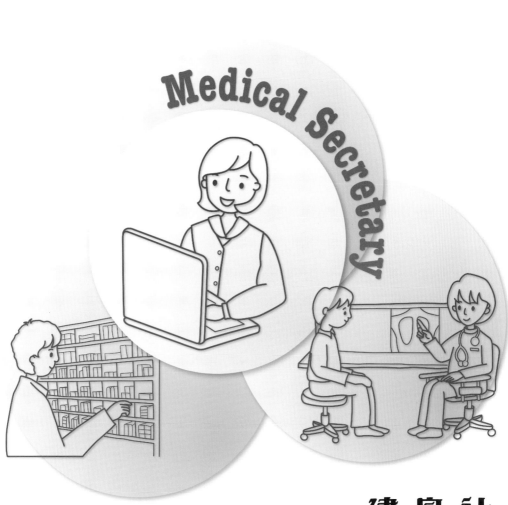

Medical Secretary

建帛社

KENPAKUSHA

新 医療秘書医学シリーズ刊行にあたって

　近年の医療技術の発展は，これまで治療は不可能と考えられてきた多くの患者さんの救命を可能にしました。ところが，絶え間のない新薬の開発，新規医療技術の確立は，高度な専門性を有した人材でないと対応できなくなり，医療スタッフおのおのの職分・職能がどんどん細分化され複雑化してきています。

　一昔前であれば，医療事務に携わる事務系職員はこういった新規技術や新薬が開発されても，粛々と保険請求業務を遂行できていたはずです。しかし，現在その様相は大きく変わろうとしています。新規技術や新薬は驚くほどに高額となり，一方で，増え続ける医療費圧縮のために，その適応や適用は複雑化し，診療報酬の請求もひとつ間違えれば，患者さんを不幸にするばかりでなく病院経営の根幹を揺るがしかねない状況になってきています。

　このような状況のもと，医療事務職員にもある一定の医学的専門知識と，その知識を生かした保険請求能力が要求されるようになっています。チーム医療が叫ばれて久しいですが，従来は医師・看護師・薬剤師などの医療スタッフとは一線を画していたと考えられる事務系職員もチーム医療の一翼を担い，患者さんの幸せと病院の健全経営にかかわる必要があることが認識されてきています。万一欠けることがあれば，病院経営どころか診療すら行えない状況です。専門性に富んだ医療秘書職（事務職）の養成は時代の要請です。

　医療秘書技能検定試験は，このような時代の要請に応えうる技能検定としてすでに25年の歴史を刻み，検定取得は学生の自己評価に役立つだけでなく，雇用側からは，修得した専門技能の判断材料として重用されてきています。

　医学的基礎知識・医療関連知識を扱う領域Ⅱに適応する教科書シリーズは，技能検定の発足とほぼ同時に刊行されていましたが，必ずしも審査基準に沿った内容ではなく，審査基準に準拠した教科書の出版が全国の医療秘書養成校から切望されていました。

　この度，教育現場・医療現場で活躍される先生方によって「新 医療秘書医学シリーズ」として編纂され，構成・内容を新たにした本シリーズは，医療秘書技能検定試験2級審査基準を踏まえた標準的テキスト（教科書）として用いられるように工夫しております。

　本シリーズで学ばれた学生さんが，漏れなく検定試験に合格され，資格を取得して，医療人として社会に貢献できる人材となることを期待して，発刊の言葉と致します。

2012 年 9 月

聖マリアンナ医科大学

井上　肇

i

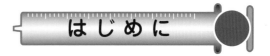

改訂にあたって

　「新 医療秘書医学シリーズ」が刊行されて10年が経過しています。『臨床医学II－外科』は，これまで『臨床医学I－内科』の講義を受けた後に教育を受けるような流れで編纂されてきました。しかし，病気はそれほど簡単に線引きできるわけではありません。内科的治療から外科処置への判断も現場ではあります。昨今の医学技術の発展は，患者に大きな負担を強いるような侵襲性の高い手術から，侵襲の少ない腹腔鏡や胸腔鏡などを用いた内視鏡下科手術に変わり，もはや内科的治療の一部となってきています。

　そこで，今回，本書を改訂するにあたり，『臨床医学I－内科』と併用して理解が深まるように若干の工夫をしてあります。どうか医療秘書医学教育にあたり，理解を深める手段としてこの2つの教科書が並列的に広く活用されることを願います。

2022年8月

井上　　肇

はじめに

　本書をひもとき始めた学生の皆さんは，すでに基礎医学をはじめとして，一連の医学関連の講義を受けて，医学用語や疾病の成り立ち，薬の効果などがおぼろげに解りかけてきている時期ではないかと思います。おそらく医療秘書職という分野に足を踏み入れた当初の「なぜこんなに医学関連講義が多いの？」「こんなはずじゃなかった！」という拒絶にも近い状況から，「確かに医学知識は業務上必要だ！」に少しずつ変化してきているのではないでしょうか？

　これは，医学の講義に興味をもち始めたからというよりも，医療秘書職，医療事務職に必要な診療報酬請求の講義，実践，医療法規などを学んでいくうちに，医学知識や薬学の知識がないと満足な仕事ができないと，身をもって学んできたからだと思います。しかし，その必要性の認識こそが医学を学ぶうえで重要です。

　現在の医学は，極めて細分化されていて専門に特化してきています。昔は，外科，内科で大きく2つに分類されていた診療科も，現在では神経内科，循環器外科（内科），呼吸器外科（内科），代謝内分泌科等々に細かく分類され，自分がどの診療科を受診すればよいのか解らなくなってしまうくらいです。医師のほうも専門外の疾患などは，すぐに患者さんを別な診療科に紹介し，別な専門医のもとでの診察へと，担当も次々と代

わっていきます。あまりに特化しすぎて，患者さんにとっては，「専門家の診断を受けているという安堵感」と，「なんだかたらい回しにされているみたい！」という不安感が入り混じった複雑な心境になるときもあるくらいです。しかし病気をひき起こす原因は，そんなに細分化されているわけではありません。ですから，医療秘書業務，医療事務業務には，広く浅い医学知識が要求され，それほど専門に特化した知識は要求されません。疾患の成り立ち，症状，典型的な治療法を知識としてもっていれば十分に対応が可能です。

　本シリーズ中，医学にかかわる領域は，『基礎医学』，『臨床医学Ⅰ－内科』，『臨床医学Ⅱ－外科』，『検査・薬理学』の4巻構成になっていて，身体の基礎を学び（基礎医学），内科系の代表的疾患を学び（臨床医学Ⅰ），これら疾患を診断し治療するための薬の効果を学び（検査・薬理学），そして内科的な治療が困難な病気に対応できるように外科系の疾患を学んで（臨床医学Ⅱ），医学全般の知識を完結できるように導いています。

　皆さんがこの教科書を開いたときには，いつの間にか他の3巻をマスターして，かなりの医学知識を習得されてきているはずです。ここまでくれば，もういつ社会に出てもとりあえず置き去りにされることなく仕事がまっとうできるレベルに到達しているものと思ってください。

　大病院にしてもクリニックや調剤薬局などにしても，患者さんとまず向き合うのが医療秘書・事務職の皆さんです。そのときに，患者さんの様子を問診し如何に対応すればよいのかという医学知識，診療全般で行われた医療行為を保険請求する際に，患者さんに不利益にならない適正な請求を行うための医療知識を習得していただきたいと思います。

　本書は，各種ある検定試験の中でも，医療秘書教育全国協議会が実施している検定試験の2級レベルの医学知識ガイドラインに準拠して編集されています。教科書としてのみならず，卒業後は簡易な家庭の医学書として社会生活でも活用していただけるよう願ってやみません。

　2013年1月

　　　　　　　　　　　　　　　　　　　　　　　　　　　井上　　肇

目　　　　次

その他の領域

Chapter 3	小児疾患の診断と治療	64

画像診断

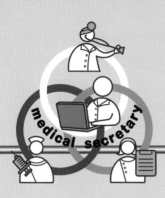

外科領域

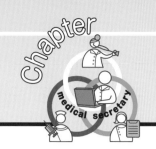
1 外科とは

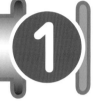

外科で扱う疾患 ①

　外科が内科と異なる点は，方法にかかわらず体内に侵入して治療を行うことである。内科的な治療のように出血を見ないことに対して，外科は治療で出血を見るケースが多いので，観血的治療といわれる。外科系診療科は，それぞれの病院によって標榜は異なるが，整形外科，形成外科，歯科・口腔外科など外科として独立しているものと，呼吸器や消化器など内科的な療法とは別の選択肢として手術という外科的な療法を行う目的で呼吸器外科などの名称とし，一方，眼科や耳鼻咽喉科は独立している。整形外科，形成外科などでは，主に損傷や外傷のための手術が行われる。また，呼吸器外科など内科と外科の両方がある診療科では，腫瘍の手術が多くを占める。また，先天異常は外科の対象となる。

1 創傷，外傷

　創傷はいわゆるケガのことで，擦過傷のような転んでできるような表皮を損傷した傷や，裂傷や割傷のような縫合が必要になる場合まで多彩である。
　外傷は，開放性損傷と非開放性損傷に分けられる。

（1）開放性損傷　open injury

　皮膚表面に損傷があるもの。切傷，刺傷，割傷，裂傷，擦過傷，挫滅傷，咬傷などがある。これらの傷を創とよび，切傷でできた創を切創，刺傷でできた創を刺創，手術による傷は手術創とよぶ。治療としては，止血，消毒，デブリドマン（デブリードメント），縫合が基本である。デブリドマンとは，創の表面の壊死している組織やきたない組織を除去し，感染を防いだり損傷部位を修復する新しい組織（肉芽）の形成を促進するための手技のことである。

（2）非開放性損傷　non-open injury

　皮膚表面には損傷がないが，内部の組織に損傷が及んでいるもので，打撲傷，内出血や骨折，関節の捻挫・脱臼などがある。損傷の状態によっては外科的手術が行われる。

物理的損傷以外のものとしては，熱傷がある。熱傷には，やけどや凍傷，硫酸などの化学薬品による化学的熱傷，雷など感電による雷撃傷，電撃傷，放射線熱傷がある。

2 腫　　瘍 （表1-1）

腫瘍は細胞が過剰に増殖していくもので，新生物といわれ，良性腫瘍と悪性腫瘍に分けられる。良性腫瘍は，できたその場所で増殖（大きくなること。進展ともいう）し，正常組織との境界がはっきりしていて，他臓器に転移しない。ほとんどは治療の必要はないが，良性でありながら，脳腫瘍などは周囲の組織を圧迫することで障害が出ることから，摘出の必要のあるものもある。一方，悪性腫瘍は浸潤という，周囲の組織に染み込んでいくような増殖形態をとり，血液やリンパの流れにのって転移する。癌も悪性腫瘍のひとつで，ほかに肉腫，白血病など血液の悪性腫瘍がある。

良性・悪性を鑑別することが重要で，画像検査や組織生検などが行われる。悪性の場合の治療は，外科手術を基本とし，抗癌剤などを用いた癌化学療法，放射線療法などで，ほかに癌による痛み（癌性疼痛）をやわらげる目的で緩和医療がある。

表1-1　良性腫瘍と悪性腫瘍

	発育の形式	転　移	発育の仕方	他組織との境界	例
良　性	膨張性	なし	限度あり	明瞭	ポリープ，粉瘤，子宮筋腫など
悪　性	浸潤性	あり	増大	不明瞭	各種臓器の癌，肉腫，白血病など血液の癌

3 先天異常

生まれつき外形や臓器の形態が通常とは異なることを，先天異常と呼ぶ。医学的には心奇形などという用語が使われるが，特に，親族の心情に配慮し言葉の使用には細心の注意を払う。奇形という言葉は差別的と判断され現在は使われない。染色体の異常など遺伝によるものと，薬や感染症など外的な因子により先天異常が発生するものがある。

先天異常には，ダウン症，ターナー症候群など染色体の数の異常や構造の異常が引き起こす場合や，まったく因果関係の不明な骨格の異常が起こる場合がある。

環境的な要因には，アルコールや催奇形性（胎児の分化・成長に異常を引き起こす）のある薬剤，放射線の大量被曝などがある。

生物が受精して細胞分裂し，さまざまな器官が発生していく時期（器官形成期）に外的な因子が作用すると器官形成異常が起こる。たとえば，妊娠4～9週に母親が風疹に

感染すると，その頃に臓器が形成される心臓，耳，眼などに障害をもたらす先天性風疹症候群とよばれる先天異常を引き起こすことが多い。

　先天異常の診断は，画像診断の発達により胎児期から可能となり，早期の治療につなぐことができるようになった。さらに，遺伝病の心配のある両親には遺伝病学的検査と遺伝カウンセリングが行われるが，これは筋ジストロフィーや代謝疾患など外科では扱われない疾患が対象となっている。

　外科的治療の必要のある疾患として，心臓の大血管転位症，ファロー四徴症，先天性食道閉鎖症や肛門が閉塞している鎖肛などの場合は，生命維持のために生後早い時期での手術が実施される。手術は小児外科で行われるが，1回だけでは完治せず数回に分けての手術が計画されることがある。また，口唇裂・口蓋裂，多指症，合指症など機能的，整容的なものについては，形成外科，口腔外科が中心となる。

麻　　酔 ②

　外科手術の際は，除痛のための全身麻酔または局所麻酔が必須である。記録にある最初の全身麻酔による手術は，江戸時代1804（文化元）年の華岡青洲が行った乳癌の手術である。麻酔は専門の知識が必要なことから，厚生労働省の審査を受け許可された者だけが麻酔科医を標榜できる。麻酔管理として，手術前の患者への術前回診，麻酔の施行はもちろん，術中の輸液，輸血などの全身管理，術後に麻酔から覚めるまでの管理が含まれる。また，疼痛緩和医療も，麻酔科が担っている病院が多い。

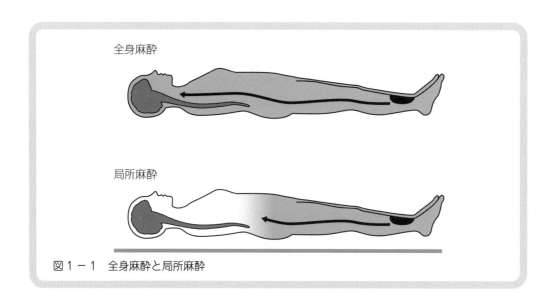

全身麻酔

局所麻酔

図1－1　全身麻酔と局所麻酔

麻酔には，全身麻酔と局所麻酔（腰椎麻酔）がある（図1－1）。

詳しくは，新 医療秘書医学シリーズ『5 検査・薬理学』参照のこと。

1 全身麻酔

薬物による意識の消失，鎮痛，体動や有害な反射の抑制を目的としている。前投薬，導入，維持の段階を踏んで行われる。

2 局所麻酔

痛覚を脳に伝える神経を薬剤で遮断することで，痛みを感じなくする。表面麻酔，浸潤麻酔，伝達麻酔，静脈内区域麻酔に分けられる。

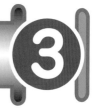

臓 器 移 植 ③

臓器移植とは，事故や病気で喪失したり機能が悪化した臓器を健全なものと置き換える治療をいう。移植される側をレシピエント，提供する側をドナーという。熱傷などで皮膚が損傷した部分に損傷していない自分の皮膚を移植する場合のような自家移植と，他人の組織を移植する同種移植がある。同種移植には，健康な家族から移植する生体移植と遺体から移植する死体移植がある。

生体移植では，腎臓，肝臓，膵臓，肺，小腸を提供意思のある健康な家族から移植する。また，白血病などの治療のための骨髄移植も生体移植で，骨髄バンク，臓器移植ネットワークという組織がある。死体（脳死を含む）移植は，生前に臓器提供の意思を明らかにしていた人からの移植で，日本臓器移植ネットワークに登録し，そこのコーディネートによって移植を待つ。また，古くから行われている角膜移植には，アイバンクという組織がある。

日本では，2010年に改正臓器移植法（臓器の移植に関する法律，1997年公布）が施行された。これにより，本人の意思が不明な場合も家族の承諾があれば脳死になったときに臓器提供ができるようになった。さらに，15歳未満の子どもからの臓器提供ができるようになったことから，移植数は若干増えつつある（図1－2，3）。

同種移植はドナーの数が限られていることから，移植数の多い海外に渡航して移植を受ける海外渡航移植も行われている。さらに，臓器売買の問題もあるので臓器移植は慎重に進められる。

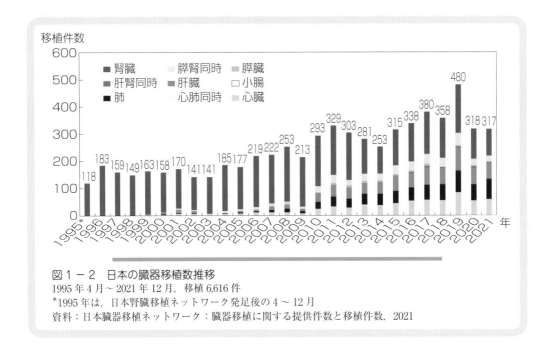

図1-2 日本の臓器移植数推移
1995年4月〜2021年12月，移植6,616件
*1995年は，日本腎臓移植ネットワーク発足後の4〜12月
資料：日本臓器移植ネットワーク：臓器移植に関する提供件数と移植件数，2021

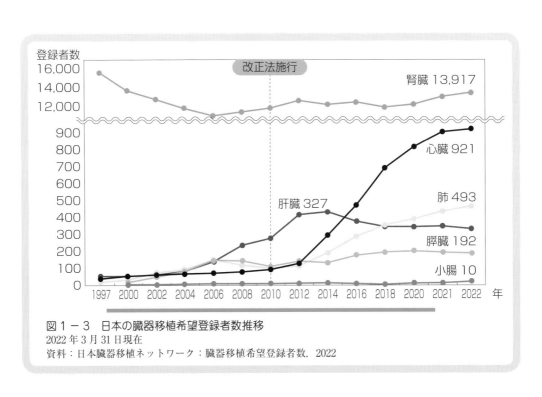

図1-3 日本の臓器移植希望登録者数推移
2022年3月31日現在
資料：日本臓器移植ネットワーク：臓器移植希望登録者数，2022

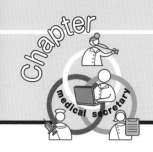

2 外科領域疾患の診断と治療

中枢神経系 ①

1 中枢神経系のしくみと働き

　中枢神経系は，脳および脊髄からなる。脳から直接出て頭部に分布する脳神経と脊髄から出て体幹，四肢に分布する神経は，末梢神経とよばれる（図2-1）。熱い，冷たいなどの刺激は末梢神経のうちの知覚神経が感知し，脊髄，脳神経を介して脳に伝えられる。脳では，その刺激にどう対処するかが判断され指令が出される。指令は，また脊髄を通って末梢神経のうちの運動神経に伝えられ，筋肉を動かす。

　頭蓋骨，脊椎骨の下には，硬膜・クモ膜・軟膜があり，脳と脊髄を保護している（図

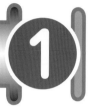

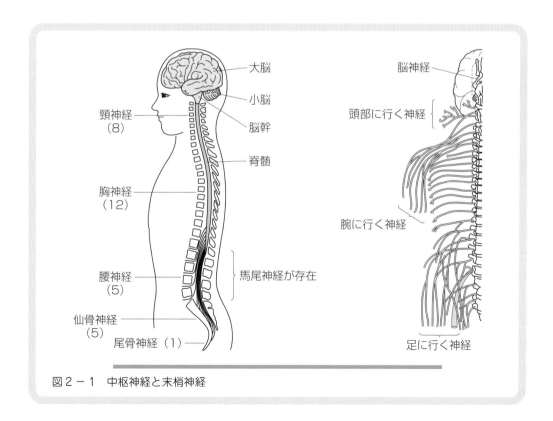

図2-1　中枢神経と末梢神経

2－2）。クモ膜と脳・脊髄の間や，脳室とよばれる4つの隙間には脳脊髄液が循環していて，やはり脳・脊髄を保護している。感染性髄膜炎などの検査である腰椎穿刺は，この脳脊髄液を注射で採取し，髄液中の細菌の存在を検査し感染の有無を診断する。

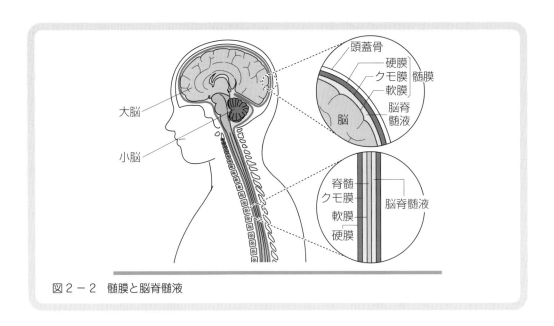

図2－2 髄膜と脳脊髄液

2 中枢神経系の疾患

脳神経外科で扱われる疾患は主に，水頭症，脳腫瘍，脳血管疾患，頭部外傷などである。

（1）水頭症と脳腫瘍

1）水頭症 hydrocephalus

定義

脳室に脳脊髄液が過剰に貯留した結果，脳室の大きさが異常に拡大した状態をいう。原因には，腫瘍による脳脊髄液の流れの閉塞や，感染症の髄膜炎やクモ膜下出血による脳脊髄液の吸収障害などがある。

症状と経過

新生児・乳児では頭蓋骨が成長するにつれ頭位が急激に増大する。頭蓋骨の成長が止まり，拡大する脳室に脳の他の部位が圧迫されるようになると脳圧が亢進し，意識障害，頭痛，嘔吐などの症状が出る。また，慢性の脳脊髄液の循環不全による正常圧水頭症では，認知症，尿失禁などの症状を認める。

検　査

　乳児では，乳児健診で行われる頭位測定で発見される。CT（p.109 参照）など画像検査が必須である。

治　療

　水頭症手術として，脳室と腹腔をチューブで結び，貯留している脳脊髄液を腹腔に流す脳室腹腔（V-P）シャント（短絡）術などが行われる。

２）脳　腫　瘍

定　義

　中枢神経，特に脳実質に発生する。良性腫瘍でも，腫瘍占拠部位が生命維持に必要な脳幹部（橋，延髄など）などであれば致命的であり，摘出するが，部位によっては摘出が不可能となることも多い。原発性脳腫瘍と，他の臓器の悪性腫瘍が脳に転移した転移性脳腫瘍に分類される。

症状と経過

　意識障害のほか，腫瘍の増大につれ脳圧が亢進し，頭痛，嘔気・嘔吐などの症状が現れる。また，腫瘍がある脳の部位が司る神経系に障害を示し，視覚神経であれば視覚障害が，運動神経であれば麻痺が出現する。このような局所症状を巣症状という。

診　断

　CT，MRI（p.111 参照）などの画像で診断できる。また，脳血管造影も行われる。

治　療

　開頭して外科的に腫瘍を切除する頭蓋内腫瘍摘出術が行われる。良性腫瘍では腫瘍のすべてを摘出（全摘）すれば完治するが，全摘が難しい場合もある。ほかに，化学療法，放射線療法などがある。

（2）脳血管疾患

　脳にはたくさんの毛細血管が存在し，酸素と栄養を脳細胞に運搬している。高血圧症をはじめとする生活習慣病やそれらに伴う動脈硬化が引き金となり，脳の血管に障害が起こり，脳の機能に影響する疾患を脳血管疾患という。そのなかで，脳卒中とよばれる脳出血と脳梗塞は，急激に発症し危険な状態になる。特に，喫煙は脳卒中のリスクを増大させる要因（危険因子・リスクファクター）となる。

１）脳出血　cerebral hemorrhage

定　義

　脳の血管が破れ，出血する。脳溢血ともよぶ（図２-３）。以前は死因の第１位であったが，高血圧治療が普及し食塩摂取量の減少や降圧療法の発展が本疾患の減少に寄与している。救命は可能であるが，麻痺や言語障害などの後遺症が残る場合が多く，リハビリテーションが必要となる。

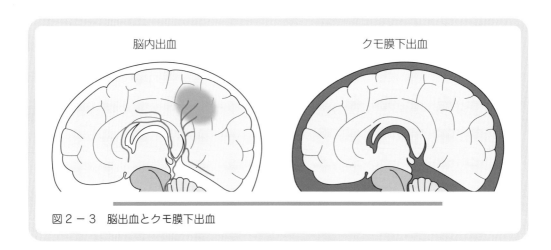

脳内出血　　　　　　　　　　　　　クモ膜下出血

図2－3　脳出血とクモ膜下出血

　頭痛や嘔吐に始まり，短時間で症状が悪化するので救急搬送されることが多い。脳内での出血がまとまって血腫とよばれる塊になり，それが徐々に増大して脳を圧迫し，脳浮腫などで頭蓋内圧亢進の状態になり，出血部位により失語や麻痺の症状が出現する。脳室に出血した場合は水頭症を示す。出血は比較的短時間だが，再出血に注意が必要である。

　CT が有効である。

　血腫が大きい場合は，開頭して血腫を除去する手術が行われる。また，止血薬が投与され，再出血を予防する。脳室に血液がたまっている場合は，脳室ドレナージなどが行われるが，必ずしも有効ではない。

2）クモ膜下出血　subarachnoid hemorrhage：SAH

　脳を包むクモ膜は血管が豊富で，クモ膜下出血はその血管にできた動脈瘤が破裂したり脳動静脈奇形のある血管が破裂して発症する（図2－3）。発症した人の30％は社会復帰をし，30％に後遺症が残り，30％は死亡するといわれる。

　①髄膜刺激症状とよばれる，突然の強烈な頭痛，嘔気・嘔吐から始まり，②意識障害，③項部硬直の3症状が特徴である。

　CT で診断する。クモ膜とその内側の軟膜の間はクモ膜下腔とよばれ，脳脊髄液が循環している。クモ膜下出血では，クモ膜下腔に出血するので，脳脊髄液に血液が混入する。CT で確認できない場合は，腰椎穿刺をして脳脊髄液中の血液混入を確認する。診

断が確定すると脳血管造影が行われる。

　止血後の再出血を防ぐことが治療となる。開頭して破裂しそうな脳動脈瘤をクリップ
でとめる脳動脈瘤頸部クリッピング術や，脳動脈瘤被包術，コイル塞栓術などの脳血管
内手術が行われる。後遺症に対しては，脳出血と同様，リハビリテーションが重要となる。

3）脳梗塞　cerebral infarction

　梗塞とは何らかの原因で血管が閉塞し血流が途絶され，閉塞した血管で酸素や栄養を
供給されている組織が壊死した状態である。それが脳に起こったものが脳梗塞，心臓に
起こると心筋梗塞である。脳梗塞には，血管に粥腫（アテローム）とよばれる塊ができ
て詰まったり，小さな血管が動脈硬化になって詰まる脳血栓症と，心房細動などで心臓
にできた血の塊が流れて脳の血管に詰まる脳塞栓症がある。粥腫が詰まるのをアテロー
ム血栓性脳梗塞，小さな血管に多発するものをラクナ梗塞という（図2−4）。

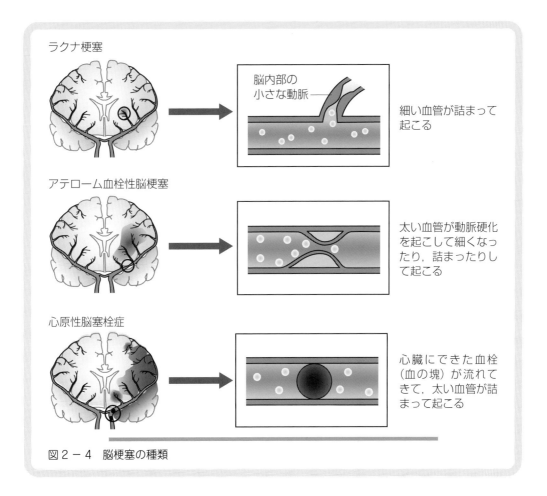

図2−4　脳梗塞の種類

症　状

ほかの脳血管障害と同様，壊死した部分の脳の機能が障害を受ける。麻痺や失語症などが起こる。

検　査

CT，MRI による画像比較で脳出血との鑑別診断が行われる。

治　療

血栓溶解療法が主である。

（3）頭 部 外 傷

1）脳震盪　cerebral concussion

定　義

頭部に強い外力が加わって起こる一時的な脳機能の障害で，自然に治癒するのを待つ。脳震盪を起こした後，短時間で再度脳に衝撃を受けることをセカンドインパクトといい死亡に至ることもあるので，注意が必要である。

症　状

失神，めまい，頭痛，嘔気・嘔吐などが起こる。受傷当時のことを覚えていないこともある。

検　査

ほかの頭部外傷と鑑別するため，画像検査が行われるが，脳震盪は画像に異常がみられない。

治　療

経過観察のみで治療はされない。スポーツ競技者の場合の競技復帰は慎重でなければならない。

2）脳挫傷　cerebral contusion

定　義

頭部に強い衝撃を受け脳が損傷されることをいう。受傷した側の脳実質が損傷されるが，脳が反対側の頭蓋骨に衝突し反対側の実質にも損傷が及ぶことがある。

症　状

嘔気・嘔吐，意識障害が起こる。

検　査

画像診断が基本で，CT，MRI が行われる。ゴマ塩陰影がみられる。

治　療

脳挫傷自体の治療は行われないが，頭蓋骨骨折，脳浮腫などを合併することが多いので，それに対する治療が行われる。

3）硬膜外血腫　epidural hematoma，硬膜下血腫　subdural hematoma

定　義

　頭蓋骨と硬膜の間に血液がたまるのが硬膜外血腫，硬膜とクモ膜の間に血液がたまるのが硬膜下血腫である（図2-5）。硬膜下血腫は，脳挫傷に伴う急性硬膜下血腫と，頭部外傷後何カ月かしてじわじわと血液がたまり症状が出てくる慢性硬膜下血腫がある。

症　状

　硬膜外血腫は，意識障害，頭痛，嘔気・嘔吐などの症状を呈する。急性硬膜下血腫は，脳が損傷されていることが多く重症で，意識障害や麻痺が起こり，後遺症として高次脳機能障害を発症することがある。慢性では，頭痛などに加え認知症の症状がみられる。

検　査

　画像診断が必須で，CT，MRIが行われる。

治　療

　硬膜外血腫と急性硬膜下血腫は，開頭して血腫を除去する手術が行われる。慢性硬膜下血腫は，頭蓋骨にドレーンチューブを挿入して，貯留血液を排出（ドレナージ）する慢性硬膜下血腫穿孔洗浄術を施行する。ただし，再発することもある。

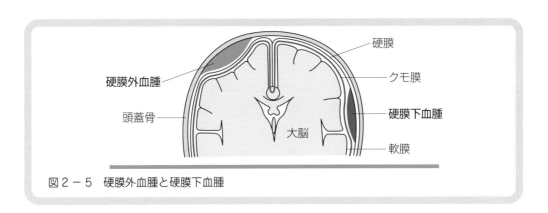

図2-5　硬膜外血腫と硬膜下血腫

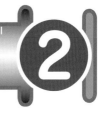

呼 吸 器 系 ②

1 呼吸器のしくみと働き

　呼吸器による外呼吸は，肺胞とそれに接する毛細血管で行われる。大気中の酸素は約21％，二酸化炭素が約0.03％であり，これを吸気した後の体内での内呼吸の結果，呼気

では酸素が16%に減り，二酸化炭素が3〜4%に増えている。

2 呼吸器系の疾患

外科として扱う呼吸器疾患は，主に肺癌，肺気腫などである。そのほか，胸郭のなかで肺を除いたスペースである縦隔（心臓や大血管，神経，胸腺などが入っている）の腫瘍などが対象となる。

1）肺　　癌

定　　義

肺癌にかかる人は近年増加傾向にあり，男女比は3：1で男性のほうが多い。原因としては，喫煙との関係が深いといわれる。喫煙指数（喫煙年数×1日の本数）が400を超えると，肺癌のリスクが上昇する。肺癌は，肺実質に発生する原発性と，ほかの臓器の癌が肺に転移してきた転移性肺癌がある一方，肺癌は主に血行を介して脳，骨，肝臓などに転移しやすいという特徴がある。また，小細胞癌と非小細胞癌に分類される。非小細胞癌は，腺癌，扁平上皮癌，大細胞癌にさらに分類される。癌のタイプにより進行や治療法がそれぞれ異なり，小細胞癌は進行が早く，悪性度が高い。しかし，肺癌全般に問題となるのは，発見が遅れ，多くは進行性で外科処置が不可能となることが多いことである。

症状と経過

気管支が肺に吻合する肺門部にできる癌と，そこから先の肺野といわれる部分にできる癌では，初期症状が異なる。肺門部の癌は小細胞癌や扁平上皮癌が多く，咳や血痰，嗄声から始まり，持続する咳嗽の受診で発見される。もともと慢性閉塞性肺疾患(COPD)など肺の病気をもっている人が多いので，それによる症状と診断されていることもある。肺野にできる癌は自覚症状が少なく，発見が遅れることも多い。

検　　査

胸部単純レントゲン撮影の検診で発見されることがあるが，そのときには進行していることが多い。どのタイプの癌かにより選択する治療が異なるので，タイプを診断するために喀痰検査や癌細胞を採取する生検が行われる。また，転移の有無を調べるために，CT，MRIなど各種の画像検査が行われる。

治　　療

癌の進行の度合い（病期）によって，外科処置，化学療法，放射線療法が選択される。肺悪性腫瘍手術は，開胸して行われるものと，より小さな傷ですむ胸腔鏡下悪性腫瘍手術がある。どのような癌の手術にも行われるが，転移の可能性のあるリンパ節を同時に切除するリンパ節郭清術を施行することが多い。手術に化学療法を組み合わせることもある。

2）自然気胸　spontaneous pneumothorax

定　義

　肺は胸膜という薄い2枚の膜に包まれている。2枚の胸膜の間は胸腔といい，胸水という液体で満たされている。気胸では，肺胞がくっついて bulla や bleb とよばれる嚢胞（袋）になり，それが破れて肺の空気が胸腔に漏れ出し，胸腔内圧で肺がしぼんでしまう（図2-6）。破れた部分から出血した場合は血気胸となる。自然気胸には，20歳代の背が高くやせて胸板が薄い男性に起こりやすい原発性気胸と，COPD や肺結核などの肺疾患が原因で起こる続発性気胸がある。ほかに外傷性気胸と穿刺などが原因で起こる医原性気胸がある。bulla, bleb により風船のようにふくらんだ部分は膜が薄くなっているので，気胸が再発しやすい。

症状と経過

　咳，胸痛，呼吸困難が起こる。軽症の場合もあるが，肺の虚脱がひどいと，酸素と二酸化炭素のガス交換という肺の働きが妨げられるので，低酸素血症になる。また，心臓や大血管を圧迫するほどになると，血圧が下がり危険な状態となる。

検　査

　レントゲン撮影で診断できる。さらに詳しく調べる必要のある場合は，CT などが行われる。

治　療

　軽症例では，安静で経過観察する。重症で肺が収縮しているときは，注射器を胸腔内に指して空気を抜いたり（脱気），胸腔にチューブを通して空気を抜く胸腔ドレナージ（トロッカーカテーテル）という処置が行われる。さらに，改善されない場合や再発が危惧される場合は，bulla, bleb を切除する手術が行われる。内視鏡下嚢胞切除や縫縮も行われるが，開胸する場合もある。

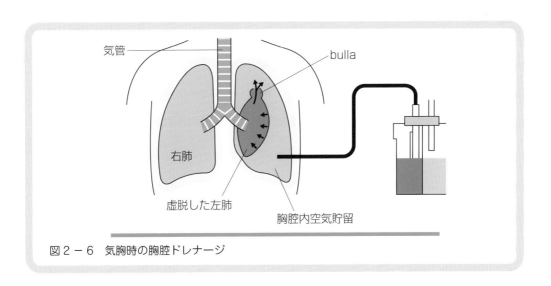

図2-6　気胸時の胸腔ドレナージ

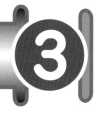

循環器系

1 循環器系のしくみと働き

　循環器は，身体に必要な成分や不要となった老廃物を血液やリンパ液にのせて運ぶ働きをする。心臓は，血液を全身に送り出すポンプであり，心臓自体の発する電気信号で自律的に動く。心臓から拍出された血液は大動脈を通り，枝分かれをして細動脈に流れ，最終的に毛細血管での内呼吸の結果，二酸化炭素を回収する。毛細血管は動脈と静脈の分岐点となっており，毛細血管を出た静脈系は次第に合流して，下大・上大静脈となり心臓の右心房に開口する。リンパ系は全身をめぐって水分や栄養，老廃物などを回収し，ところどころにあるリンパ節を通って鎖骨下で静脈に注ぐ。リンパ系のもう一つの役割は，身体の免疫に関与することである。

2 循環器系の疾患

　循環器の外科治療は心臓と血管が対象である。

（1）心臓の疾患
1）弁膜症　valvular heart disease

　定　義

　心臓の房室間ならびに動脈起始部には逆流を防ぐ弁がついていて血液の流れを一定方向にしている（図2-7）。弁膜症は，その弁が故障した状態で，僧帽弁，大動脈弁に多く発病する。原因は，リウマチ熱，先天異常によるもののほか，加齢で弁が変性する場合がある。弁膜症には，弁が閉じなくなる閉鎖不全と，弁の開きが悪くなる狭窄症がある。

●三尖弁　　三尖弁は右心房と右心室の間にある弁で，閉鎖不全では右心室から右心房へ血液が逆流する。狭窄では肺に血液が送られにくくなるので，心臓に流入する静脈血がうっ滞し，全身性浮腫を引き起こす。

●肺動脈弁　　右心室から肺に向かう動脈の間にある弁で，先天異常が原因で狭窄が起こる。頻度は低い。

●僧帽弁　　左心房と左心室の間にある弁で，カトリック僧の帽子ミトラに形が似ていることからこの名前がついた。閉鎖不全では左室から左房への逆流が起こり，狭窄では肺高血圧になる。

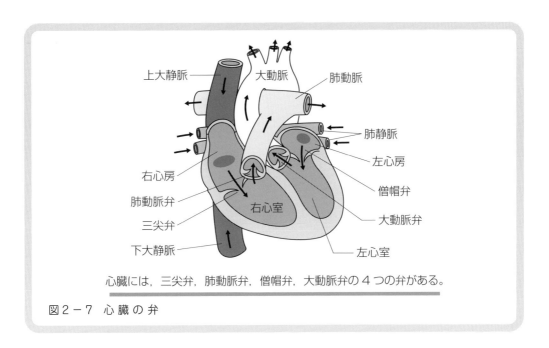

上大静脈
大動脈
肺動脈
右心房
肺動脈弁
三尖弁
下大静脈
肺静脈
左心房
僧帽弁
大動脈弁
右心室
左心室

心臓には，三尖弁，肺動脈弁，僧帽弁，大動脈弁の４つの弁がある。

図２－７　心 臓 の 弁

●**大動脈弁**　　左心室と大動脈の間にある弁で，閉鎖不全では一度心臓から大動脈に駆出された血液が心臓に戻ってしまうので，左心室は肥大する。狭窄では心臓から大動脈に駆出するために高い圧力が必要となるので，心筋が肥大する。

症状と経過

　心臓に負担がかかり，心不全に移行する。特に，大動脈弁狭窄では突然死が問題となる。

検　　査

　聴診で心雑音を聴取し，心電図，レントゲン撮影，心臓超音波検査（心エコー），心臓カテーテル検査などで確定診断する。

治　　療

　弁置換術と弁形成術が主に行われる。弁置換術は，弁そのものを人工のものに置き換える手術で，ブタ，ウシの心臓の組織を使う生体弁とカーボンなどでできている機械弁がある。生体弁は耐久性が低いので，再手術が必要になることがある。機械弁は耐久性はあるが，血栓形成の危険があるため抗凝固薬（ワルファリン）の併用が必須である。

２）虚血性心疾患　ischemic heart disease：IHD

定　　義

　虚血性心疾患は，心臓（心筋）に血液（栄養・酸素）を供給する冠血管が動脈硬化などによって狭窄し，心筋が要求する血液を送り込めなくなることで発症するさまざまな病態の総称である。労作時，ストレスなどで心筋酸素要求量が増加しても必要な血液を送血できなかったり，安静時に冠血管の痙攣性の狭窄が起きたりして冠血流が低下することで，心筋が低酸素状態におかれ，胸部に鈍痛（狭心痛）発作を引き起こす病態を狭

心症と定義する。前者は労作性狭心症，後者を異型狭心症と分類する。一方，冠血管の狭窄が高度になり，閉塞することで血流が途絶され，心筋が壊死した状態が心筋梗塞と定義され，激しい胸痛に襲われるとともに放置すると致命的となる。

症状と経過

　狭心症に伴う胸痛発作（狭心痛発作）は，一般的に 15 分以内に収束するが，必ずしも左前胸部に限らず，激しい肩こりなどの放散痛として自覚するときもある。一方で，無症候性の心筋虚血を引き起こしていることもあり注意が必要である。心筋梗塞に伴う胸痛発作は 20 分以上持続し，重症の場合ショック状態に陥ることがある。

検　査

　心筋梗塞も狭心症も鑑別診断には心電図が重要であり，ST 波の上昇をきたす場合に心筋梗塞，ST 波の低下もしくは陰性化をきたす場合に狭心症を疑う。また，狭心症においては血液生化学所見に変化を認めないが，心筋梗塞の場合，白血球（WBC），クレアチンキナーゼ（CK），トランスアミナーゼ（AST），乳酸脱水素酵素（LDH），心筋トロポニンなどが増加する。さらに心エコー，負荷心電図，ホルター心電図，シンチグラムなどで確定診断する。

治　療

　狭心症の治療は早期であれば冠血管拡張薬，Ca 拮抗薬などを用いるが，心筋梗塞への移行が懸念される場合は経皮経管冠動脈形成術（percutaneous transluminal coronary angioplasty：PTCA）などが施行される。心筋梗塞は一刻を争うため，早期治療が必須であり梗塞範囲の縮小を目的に PTCA や冠動脈バイパス術（図 2 － 8）が行われる。

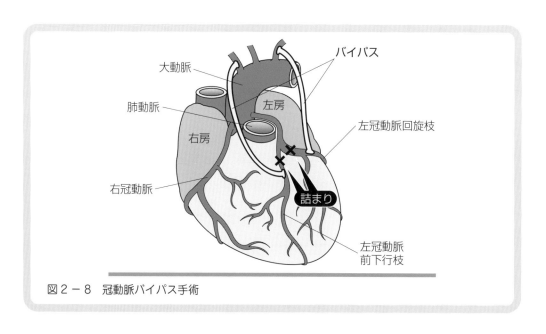

図 2 － 8　冠動脈バイパス手術

（2）先天性心疾患　congenital heart disease

　心臓，大血管の先天性形態異常（心奇形）には，心房中隔欠損症，心室中隔欠損症，動脈管開存，ファロー四徴症などがある（図2－9）。母体と臍帯（へその緒）を通して血液をやりとりしている胎児の循環系では右心房と左心房をつなぐ卵円孔や，肺動脈と大動脈をつなぐ動脈管があり，生後に役割を終え自然に閉鎖する。たまに，この胎児循環が残っていることがあり，これが先天性形態異常につながる。手術が必要な重症のものから，気づかずに経過する軽症のものまでさまざまである。ブルーベビーといって生まれたときにチアノーゼ性の心疾患があるとわかることがある。また，妊娠中の胎児心エコー検査で異常が発見されることもあり，この場合は生後すぐに新生児集中治療室（NICU）で対応することができる。

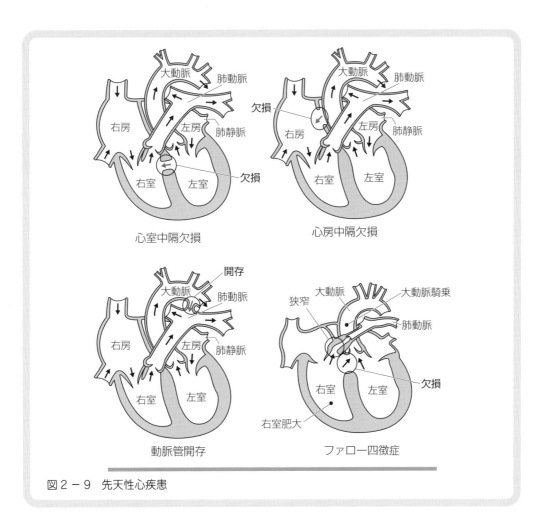

図2－9　先天性心疾患

1）心室中隔欠損症　ventricular septal defect：VSD

定　義

　先天性心疾患のなかで一番多い。左右の心室を隔てる壁の成長が不十分で穴（欠損孔）があいていてそこから左心室の動脈血が静脈血の入った右心室に流れ込む。これを左-右短絡（シャント）という。

症状と経過

　欠損孔が大きい場合は，右心室から肺へ行く血液量が増え，肺に負担がかかり肺高血圧を引き起こす。また，心負担の増加から，心不全に陥る。

検　査

　画像検査，心電図など，他の心疾患と同様の検査が行われる。

治　療

　軽度なものでは，成長に伴い欠損孔が閉鎖する可能性もあるので，経過を観察することが多い。

2）心房中隔欠損症　atrial septal defect：ASD

定　義

　出生後は，二酸化炭素を多く含む血液は右心室から肺へ運ばれ肺で酸素を受け取るが，胎児循環では，肺は出生後，空気を吸入するまで機能しない。胎児の心臓では，卵円孔を通して右心房の血液が左心房に流れている。卵円孔は生後間もなく閉鎖するが，閉鎖が不十分なものを心房中隔欠損症という。

症状と経過

　症状は比較的軽い。左心房の血液が右心房に流れ込む左-右短絡（シャント）が大きければ，肺血流量の増大，肺動脈拡張が起こり，心室中隔欠損と同様肺高血圧，心不全をきたす。

検　査

　画像検査，心電図など，他の心疾患と同様の検査が行われる。心臓カテーテル検査では，右心房に達したカテーテルが欠損孔を通して左心房に入る。

治　療

　心不全を呈しているものに対しては即時手術が行われる。待機可能なときは，経過を待って手術が行われる。

3）動脈管開存症　patent ductus arteriosus：PDA

定　義

　胎児循環で使われていた肺動脈と大動脈をつなぐ動脈管は生後使われなくなり閉鎖するが，閉鎖しなかったものを動脈管開存症という。

症状と経過

　開いている動脈管から，大動脈と肺動脈が短絡し，動脈血が肺動脈に流れ込むので，肺に行く血流量が増大し，心負担が増大する。

画像検査，心電図など，他の心疾患と同様の検査が行われる。

短絡の血流量により，手術が選択される。

4）ファロー四徴症　tetralogy of Fallot：TOF, T/F

定　義

心室中隔欠損，肺動脈狭窄，大動脈右室騎乗，右室肥大の4つが認められる心奇形で，肺動脈が狭窄していて静脈血が通りにくくなっていることから，心室中隔欠損単独の場合とは逆に，欠損孔から静脈血が左心室に流れ込む。

症　状

全身に酸素の少ない血液が循環するため，皮膚や唇が紫色になるチアノーゼの症状が出ることが多く，無酸素発作をきたすことがある。

検　査

画像検査，心電図など，他の心疾患と同様の検査が行われる。

治　療

多くは，外科的に治療される。心臓外科の発達により，重度の形態異常でも繰り返し手術をして正常化する方法がとられる。

（3）血管の疾患

1）閉塞性動脈硬化症　arteriosclerosis obliterans：ASO

定　義

一般的には，動脈壁にコレステロールなどの脂質が沈着して粥状硬化が起こり，狭窄・閉塞することで，主に下肢の末梢循環が悪くなり，それに伴う症状が出る。男性に多く，糖尿病，高血圧，脂質異常症，肥満や虚血性心疾患，喫煙などが引き金になる。虚血の重症度に応じた分類法があり，この基準で治療方針などが決まる（Fontaine 分類）。

症　状

循環障害の症状として，皮膚潰瘍，しびれ，疼痛などがある。Fontaine 分類Ⅰ度の軽症時では，しびれや冷感，Ⅱ度になると間欠跛行といって歩行中に痛みが出て歩けなくなり，しばらく休むとまた歩くことができるようになる症状が出る。徐々に安静時でも疼痛がひどくなり，最重症のⅣ度になると，皮膚潰瘍を発症するばかりか，下肢切断となる。

検　査

左右の足で脈拍，皮膚温を比較すると動脈の狭窄や閉塞のある側（患肢）では脈が減弱していたり皮膚温の低下を認める。また，超音波検査や血管造影で診断される。

治　療

歩行訓練や温熱療法，薬物療法がある。外科的治療としては，狭窄・閉塞している部

分の血管の中にバルーンやステントを入れ，拡張させることで血流を確保する血管内手術が行われる。さらに，閉塞部の血管を開いて動脈硬化している内膜を取り除く手術や，閉塞部を回避して新しい血管を移植し側副血行路をつくるバイパス手術などがある。壊死を起こし生命に危険が及ぶ場合は下肢を切断する。

2）下肢静脈瘤　varicose vein of lower extremity

定　義

　下肢の皮下表面を通る表在静脈の弁が壊れ，静脈血が心臓に戻らず逆流することから，静脈に血液がうっ滞する（図2－10）。そのため，静脈が膨らみ（怒張），次第に蛇行してこぶ（瘤）のようになる。立ち仕事が多い人，妊娠や肥満などで腹部が圧迫されて下肢からの静脈還流が悪い人が発症しやすい。

症　状

　静脈が浮き上がり整容的にも問題となるほかに，むくむ，だるい，かゆいなどの症状が出る。進行すると，静脈血が血管外へ漏出し，色素沈着や湿疹，潰瘍を引き起こす。

検　査

　超音波ドプラ検査（p.113参照）を用いることで，音や画像で静脈血の逆流がとらえられる。

治　療

　保存療法としては，下肢を圧迫し血流量を減らす目的で弾性ストッキングを着用する。また，静脈瘤のある血管に硬化剤を注入する硬化療法がある。外科的治療としては，静脈瘤のある血管を引き抜くストリッピング術，大腿や膝窩にある血管の根元を縛って血流を止め硬化療法と併用して逆流を防ぐ高位結紮術がある。どちらも患者への負担が少なく日帰りで行われることがある。

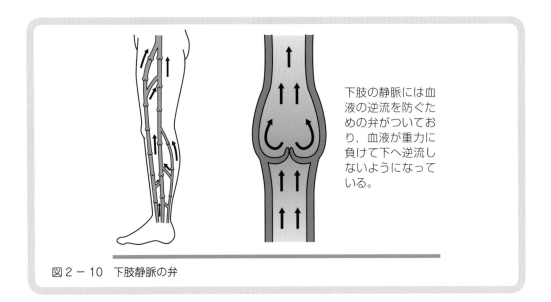

下肢の静脈には血液の逆流を防ぐための弁がついており，血液が重力に負けて下へ逆流しないようになっている。

図2－10　下肢静脈の弁

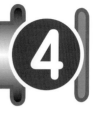

消　化　管 ④

1 消化管のしくみと働き

　消化器は，体内に取り込んだ食物（栄養）から身体を動かすエネルギーや身体の組織や臓器の代謝に必要な栄養素を取り出せるように，食物を細かく砕き消化して吸収し，残渣を体外に排出する。消化器は，口から肛門まで1本の管となって外界と交通している管腔臓器の消化管と，消化吸収を助ける唾液腺，肝臓，胆嚢，膵臓などの消化腺からなる。

　口腔は，食べ物を取り込み，歯や舌を使って噛み砕きまとめて食塊にする。さらに，唾液腺からアミラーゼを含んだ唾液を分泌して，糖質（デンプン）を分解する消化の初期段階が行われる。

　食道，胃，小腸，大腸は，それぞれの機能に特徴はあるが，主に平滑筋で構成されており，蠕動運動をして食物を運搬する。また，消化液の分泌や栄養素などを吸収するため，消化管の内壁は粘膜という上皮組織で覆われており，その外側に粘液の分泌を調節する神経叢，その外に筋層とその動きを調節する神経叢，最も外側にある外層と，層状になっている。

　消化器疾患での外科処置は，悪性腫瘍（癌）が主体である。消化管に発生する癌は，粘膜層のみにとどまっているものを表在癌（早期癌と考えてよい），その下の筋層に及ぶものを進行癌と分類している。どの程度の深さまで癌が広がっているかを深達度（進行度と考えてもよい）という。各癌で診断と治療のガイドラインが設定されており，それに従って治療が進められる。

（1）食道　esophagus

　食塊と空気の通り道は，口腔，咽頭までは同じだが，咽頭の下部で気管と食道に分かれる。食道は，気管の背側にある，24～25cmの長さの真っすぐな管腔である。大動脈と交差する部分，気管分岐部，横隔膜の食道裂孔の部分の3箇所が細くなっており生理的狭窄部といわれる。

（2）胃　stomach

　胃は，消化と食物を一時的に貯蔵する役割をする。上部の食道とつながる入口を噴門，十二指腸とつながる出口を幽門という。噴門から幽門に向かって大きく彎曲しており，彎曲の上の部分を胃底，中央の部分を胃体部という。胃ではペプシンと胃酸で蛋白

質を粗消化するとともに，殺菌をするともいわれている。強力な酸性の胃液から，胃壁を防御するために胃粘膜は粘液を分泌している。食物は胃で蠕動運動により破砕され糜粥となり，十二指腸に輸送される。

（3）小腸 small intestine
（十二指腸 duodenum →空腸 jejunum →回腸 ileum）

　　小腸は 6 〜 7m あり，口側から十二指腸，空腸，回腸と続く。

　　十二指腸は 25 〜 30cm で C 字型をしており，大十二指腸乳頭（ファーター乳頭）と小十二指腸乳頭がある。大十二指腸乳頭には膵胆管が開口し，小十二指腸乳頭には副膵管が開口し，消化を助ける胆汁，消化酵素を含む膵液を十二指腸に分泌する。空腸と回腸の組織学的な境界ははっきりしないが，おおむね，空腸は約 2.5m，回腸は約 3.5m 位である。回腸は，右下腹部の回盲部で大腸とつながる。

　　小腸では化学的（酵素的）消化とほぼ消化された栄養素（アミノ酸，ブドウ糖，脂肪酸）の吸収が行われる。吸収効率を上げるため広い面積で糜粥と接触する必要から，小腸の壁は輪状ヒダ，絨毛，微絨毛の 3 層からなり，その面積はテニスコート 1 面分といわれる。

（4）大腸 large intestine（盲腸 cecum →結腸 colon →直腸 rectum）

　　大腸は，盲腸，結腸（上行結腸，横行結腸，下行結腸），S 状結腸，直腸に分けられる。盲腸は，回腸との間に回盲弁をもち，リンパ節が集合する虫垂が付着している。大腸の外層には重層筋層でできた結腸ヒモがあり，膨起をもつ。大腸は小腸から送られてきた糜粥から水分を吸収し，食物残渣を固形化して便とし，蠕動運動により肛門側へ運ぶ。通常の蠕動運動のほか，1 日に 3，4 回の総蠕動が起こり，排便反射を誘発する。

（5）肛門 anus

　　肛門は，大腸の最終部分の直腸から続き，便を排泄する役割をする。排便反射により外肛門括約筋と内肛門括約筋が弛緩し便が排出される。

2 消化管の疾患

1）食道癌 esophageal cancer

定　義

　　食道に発生する悪性腫瘍で，3 カ所の細くなっている生理的狭窄部が好発部位とされている。男性に多く，アルコール，喫煙，熱い食物の早食いによる粘膜の損傷が原因ではないかと考えられている。また，喉頭などに浸潤しやすい。

症状と経過

　悪性腫瘍に共通するが，初期はほとんど無症状で，進行に伴い，嚥下困難や違和感を感じるようになる。さらに進行すると，食物が飲み込めなくなり，吐血することもある。

検　査

　バリウムによる上部消化管透視などで発見されるが，内視鏡検査が最も有用で，早期発見が可能である。深達度を知るためには超音波内視鏡検査も併用され，他の臓器への転移をみるためには，CT，MRI も重要である。

治　療

　基本的には，外科的な切除が前提となる。さらに，リンパ行性の転移を防ぐためにリンパ節まで切除するリンパ節郭清術が行われる。その後，切除した食道の代わりに胃，小腸，大腸などを用いて食道が再建される。

2）胃癌　gastric cancer

定　義

　ヘリコバクター・ピロリ（*Helicobacter pylori*）への感染が胃癌発症の大きなリスクファクターとして知られる。その他，遺伝的素因，食生活，生活習慣などが複雑に関係している。長年日本人の悪性腫瘍による死亡原因の第 1 位であったが，早期発見が可能となり，死亡率が減少した。男女比は 2：1 で男性に多く，55 〜 69 歳が好発年齢である。

症状と経過

　進行度により，早期癌，進行癌に分けられる。早期癌とは癌の浸潤が浅く粘膜と粘膜下層にとどまっているもので，癌の浸潤が進行し，胃壁の固有筋層や漿膜に及んでいる場合を進行癌とよぶ。発生場所では胃の幽門部が多く，胃体，胃噴門部は少ない（図 2 − 11）。症状は早期胃癌では特に認められず，進行すると心窩部痛，食欲不振，胸やけ，腹部膨満感，悪心・嘔吐などの胃部不快感が現れるが，胃・十二指腸潰瘍の症状と同じなので，鑑別はできない。

検　査

　バリウムによる上部消化管透視や，近年主に，内視鏡検査が行われる。必要に応じ，生検で確定する。リンパ節や肝臓への転移が疑われる場合は CT などで確認する。

治　療

　原則的には，手術が選択される。癌が肉眼的にみて完全に切除できる場合を根治的切除術とよび，癌を切除し切れない場合を姑息的切除術とよぶ。近年，早期癌に対しては内視鏡を用いた内視鏡的切除も行われる。進行癌では，癌部分とその周辺を郭清的に切除する。癌の発生部位や範囲により，手術の手技（または，手術手技）が異なる。最も一般的な術式としては幽門側胃切除術が挙げられ，ほか，胃全摘術，噴門側胃切除術，幽門保存胃切除術がある。手術後の胃の再建には，幽門側切除術で胃と十二指腸を吻合するビルロート I 法，胃と小腸を吻合するビルロート II 法が行われ，胃全摘術ではルー・Y 吻合法が行われる。また，切除できない進行癌に対しては，化学療法（抗癌薬の投与）

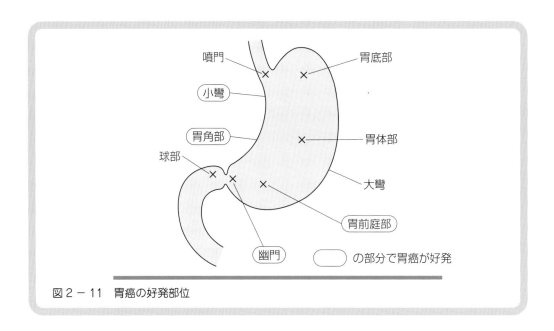

図 2 − 11　胃癌の好発部位

や免疫療法，放射線療法が行われる。術後の合併症として，ダンピング症候群がある。
胃切除者に食後 30 分ほどで起こる心窩部膨満感，悪心などの消化器症状や，動悸，脱
力感などの循環失調症状で，食後ゆっくり休ませることで改善することが多い。その他，
無胃性貧血，吻合部潰瘍がある。

3）急性虫垂炎　acute appendicitis

定　義

虫垂の内腔が狭窄，閉塞したところに細菌の感染が加わり，化膿性炎症を起こすこと
で発症する。初期の炎症をカタル性，化膿が進み膿がたまったものを蜂巣性，さらに炎
症が進んだものを壊疽性といい，放置すると穿孔し腹膜炎をきたす。

症状と経過

心窩部がまず痛み，続いて右下腹部に限局した痛みに変わる。悪心・嘔吐，発熱もみ
られる。

検　査

マックバネー点（臍から右上前腸骨棘までを結んだ線の，右上前腸骨棘から外側 1/3
の点，図 2 − 12）に圧痛があるかどうかで判断するのが古くからある診断法である。
その他，超音波検査，CT，腹部レントゲン，血液検査（白血球の増多），尿検査などが
行われる。

治　療

軽度の炎症の場合は抗生物質の投与により経過を観察するが，原則的には外科的手術
により，患部を摘出する。

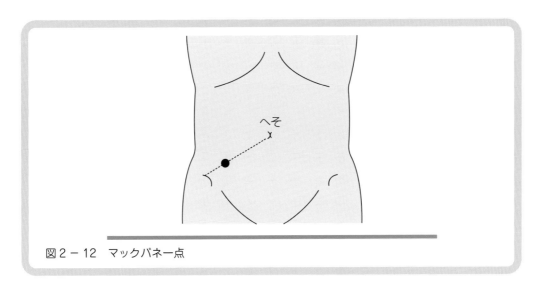

図2－12　マックバネー点

4）腹膜炎　peritonitis

定　義

　腹膜に細菌が入って炎症を起こし，腹腔内に液体が貯留したものをいう。急性に発症するもの，慢性的なもの，また炎症が限局性のもの（限局性腹膜炎），炎症が腹全体に広がるもの（汎発性腹膜炎）に分けられる。

　限局性腹膜炎は虫垂炎の炎症が腹膜へ及んだものが多く，膿が腹全体には広がらない。汎発性腹膜炎は消化管穿孔により発症するもので，炎症や膿が腹全体に広がるため，ショックを呈する致命的な危険状態である。

　慢性腹膜炎は結核性のものが多いが，胃，大腸，膵臓などの癌が腹膜転移した癌性腹膜炎もある。

症状と経過

　激しい腹痛，悪心・嘔吐，発熱，腸音消失，筋性防御などがみられ，汎発性腹膜炎では急激に全身状態が悪化する。

検　査

　腹部レントゲン，CT，超音波検査のほか，血液検査。

治　療

　汎発性腹膜炎では緊急手術の適応となり，病巣や膿を切除し，腹腔内を洗浄する。手術しない場合は，絶食として輸液により全身状態を管理し，抗生物質を投与する。

5）大腸癌　colorectal cancer（結腸癌　colon cancer，直腸癌　rectal cancer）

定　義

　大腸癌とは，結腸にできる結腸癌と，直腸にできる直腸癌の総称である（図2－13）。大腸癌のほとんどは腸管の粘膜から発生する腺癌で，ポリープ（隆起型腺腫）から癌になるものが多い。原因は動物性脂肪摂取が増えたのに対し，食物繊維の摂取が減

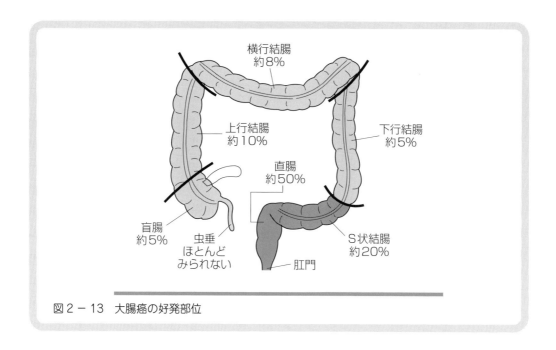

図2－13　大腸癌の好発部位

少するなどの食生活の変化と複数の遺伝的素因が考えられている。

症状と経過

　血便，下痢と便秘の繰り返し，細い便が出るなどの便通異常，腹痛などがみられるが，進行癌になると，体重減少，貧血，腹部膨満を訴え，腸閉塞がみられる。

検　　査

　便潜血反応，腫瘍マーカー，注腸検査，大腸内視鏡検査を行い，最終的には生検で確定診断する。

治　　療

　癌の大きさや状態，位置により治療法が異なるが，根治するための手術としては患部の切除とリンパ節郭清が行われる。外科的手術のほかでは放射線療法や抗癌剤が使われる。ポリープや小さい初期の癌は，内視鏡下で切除し，病理検査して癌が限局されていること，脈管侵襲や粘膜下層まで浸潤のないことが確認できれば，経過観察となる。結腸癌は，回盲部切除，横行結腸切除，右半大腸切除，左半大腸切除，S状結腸切除などが行われる。直腸癌が肛門より10cm以上遠位で発生している場合は，低位前方切除術が行われる。この場合肛門の括約筋が温存されるもので，人工肛門の造設は必要ない。それより下部のときは腹会陰式直腸切断術（マイルズ手術）や骨盤内全摘術を行い，左下下腹部に人工肛門を造設することになる。

6）痔疾　hemorrhoids

定　　義

　肛門部にある静脈叢にできる痔核と，肛門腺に起こる肛門膿瘍，肛門周囲に瘻のでき

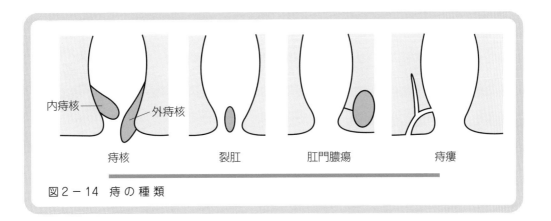

内痔核 —

外痔核

痔核　　　　　　裂肛　　　　　肛門膿瘍　　　　　痔瘻

図2－14　痔の種類

る痔瘻がある（図2－14）。痔核は，いわゆる「いぼ痔」といわれているもので，肛門
縁から2〜3cmにある歯状線より内側にできる内痔核と，外側にできる外痔核がある。
肛門膿瘍は，肛門腺開口部から細菌が入って感染が起こり，膿瘍をきたしたものである。
痔瘻は，肛門膿瘍が自潰後，肛門管内と肛門皮膚の間に瘻孔ができたものである。裂肛
は慢性の便秘で硬い便の排出によって肛門管に亀裂が入ることで発症する。裂肛によっ
て肛門括約筋の攣縮が起こり，激しい痛みを伴う。肛門潰瘍は裂肛が慢性化して潰瘍を
形成したものと，クローン病，潰瘍性大腸炎，結核を原因とする場合がある。

症状と経過

　内痔核は排便時の出血や痔核の肛門脱出による不快感がある。外痔核は排便時痛があ
る。肛門膿瘍は，肛門部の痛み・腫れ，膿瘍部の熱感などのほか，発熱などの全身症状
を示すことがある。自潰して，膿を出すことも多い。痔瘻はあまり痛みは伴わないが，
肛門部には狭窄感があり，瘻孔より分泌物が出て悪臭を放つ。瘻孔が閉塞すると，腫脹
してくる。瘻孔の自然閉塞はない。裂肛は排便時，排便後に痛みと出血を伴う。肛門潰
瘍は裂肛よりさらに強い痛みを伴う。

検　査

　肛門部の視診・指診，肛門鏡診，MRI，超音波検査。

治　療

　痔核は肛門用軟膏や坐薬などで患部を治療し，排便後清潔に保ち，便秘しないように
緩下薬や整腸薬を投与するなどの保存的療法をとる。痔核根治手術で痔核を切除するが，
近年硬化療法が広く行われている。肛門膿瘍は膿瘍を切開して膿を排出させた後，抗生
物質および消炎鎮痛薬を投与する。痔瘻は手術にて痔瘻孔の摘出または痔瘻の開窓術を
行う。裂肛は患部に肛門用軟膏や坐薬を使用し，緩下薬や整腸薬を投与して便を軟化す
る。肛門潰瘍は外科的に潰瘍部分を切除する手術を行う。

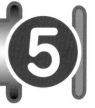

肝臓，胆囊，膵臓，脾臓 ⑤

1 肝臓，胆囊，膵臓，脾臓のしくみと働き

（1）肝臓　liver

　　肝臓は，横隔膜の下，右上腹部に存在する約 1,200 〜 1,400g の腹腔内最大の内臓器で，胃，腸などの管腔臓器と違い，実質臓器である。再生能力を有し，肝機能が正常な場合は 65％を残せば切除可能である。

　　肝臓は，胆汁を産生して脂肪の消化・吸収を助けている。また，腸で吸収された栄養素は門脈を介して肝臓に運び込まれ，糖，脂質，蛋白質の合成が行われる。さらに，アンモニアなどの有害物質の解毒やアルコールの代謝，赤血球の破壊，グリコーゲンの貯蔵を行うなど，合成・貯蔵・分泌・代謝（解毒）といった，多彩な機能がある。

（2）胆囊　gal bladder

　　胆囊は，肝臓で産生された胆汁を貯蔵し濃縮する袋状の臓器で，肝臓の右下の胆囊窩におさまっている。脂肪を含む食物が十二指腸に入ってくると，収縮して胆汁を放出する。

（3）膵臓　pancreas

　　膵臓は，膵頭，膵体，膵尾に分かれ，胃の背側にあり，膵頭は十二指腸のC字をした部分に入り込んでいる。膵液とよぶ消化液を産生する外分泌腺と，インスリンなどのホルモンを分泌するランゲルハンス島とよばれる内分泌腺をもつ臓器である。膵液には，蛋白質を分解するトリプシン，脂肪を分解するリパーゼ，炭水化物（糖質）を分解するアミラーゼを含む。強力な消化機能をもつので，膵臓中では不活化しているが，何らかの障害が起こり，これらの酵素が活性化して膵臓自体を分解（自己消化）してしまうと膵炎になる。膵液は，胆膵管と副膵管を通して十二指腸に流入する。

（4）脾臓　spleen

　　左上腹部，腎臓の上に位置する。ここでは，消化器系に分類したが，リンパ系，造血系に分類されることもある。リンパ球を成熟させる機能，肝臓とともに寿命となった赤血球を破壊する機能をもつ。血液を豊富に含んでいることから，肝硬変などで門脈圧が亢進したり，造血系の異常，感染症などで腫大する。

2 肝臓，胆囊，膵臓の疾患

1）胆石症　cholelithiasis

定　義

　胆汁のうっ滞などから胆囊や胆管の中で胆汁成分が析出し，結石ができる。石の成分により，コレステロール結石，ビリルビン結石，黒色石などがある。

症状と経過

　結石が胆囊内にとどまっている間は無症状だが，胆管に流出したときに痛みを伴う。脂肪の多い食事の後で，右上腹部に突然の激痛，嘔気・嘔吐，冷汗をきたす。胆石発作ともいう。発作は可逆性であるが，発作的反復する。細菌感染による急性胆管炎は，生命に危険が及ぶこともある。

検　査

　腹部超音波検査で結石の存在が確認される。CT や MR 胆管膵管撮影，内視鏡による逆行性胆管膵管造影（endoscopic retrograde cholangiopancreatography：ERCP）などで診断する。

治　療

　胆石溶解薬の服用や，体外衝撃波結石破砕術（extracorporeal shock wave lithotripsy：ESWL）で胆石を破砕し排出させる方法があるが，再発のリスクがある。胆囊を摘出する外科的処置が根治療法である。胆囊摘出術は，開腹して行われることは少なくなり，腹腔鏡下胆囊摘出術が第一選択となっている。

2）胆囊癌　gall bladder cancer，胆管癌　bile duct cancer，cholangiocarcinoma

定　義

　胆囊癌は胆囊内にできる癌で，胆石を合併していることが多い。また，胆囊ポリープが超音波で発見された場合に癌であることもある。胆管癌は，肝門癌，膵外総胆管癌，膵内総胆管癌に分けられる（図 2 − 15）。

症状と経過

　初期症状は乏しい。病期が進むと，黄疸，胆管炎が起こり，右上腹部痛，嘔気・嘔吐などをきたす。

検　査

　腹部超音波検査，CT，ERCP などで診断される。

治　療

　外科的切除が行われる。肝臓に浸潤していることが多いので，拡大胆囊摘出術として肝実質も部分切除，リンパ節郭清を行う方法がとられるが，一般に予後は悪い。

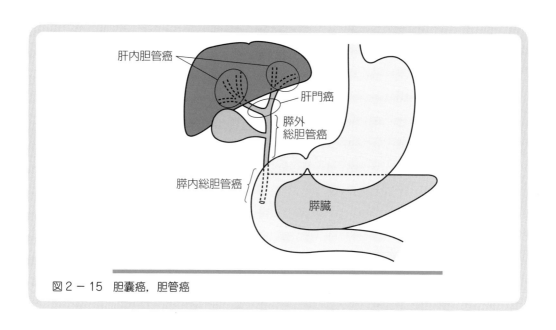

図2－15　胆嚢癌，胆管癌

3）肝臓癌　liver cancer, hepatic carcinoma

定　義

　B型，C型肝炎による肝硬変から肝癌に移行するケースが多く，定期検診が早期発見のカギとなる。原発性と転移性があり，肝臓は特に，消化器の癌が血行性に転移しやすい。また，肝細胞癌と肝内胆管癌がある。

症状と経過

　初期には無症状で，進行に伴い，全身倦怠感，体重減少，嘔気・嘔吐，黄疸などを呈する。さらに，重症化（進行）すると，腹水，肝性脳症を発症する。

検　査

　血液検査で肝機能に異常が出る。腫瘍マーカーは100％の信頼性はないので，確定診断は，腹部超音波検査，造影剤を注入してのダイナミックCT，ダイナミックMRIなどの画像診断を併用する。また，超音波ガイド下で針生検を行い病理学的診断をする。

治　療

　開腹や，腹腔鏡下で腫瘍を摘出することが基本だが，ほとんど原発性肝癌に限定される。肝障害度により治療法が決定される。局所療法として，腫瘍数が少なければ，肝動脈塞栓術やエタノール注入で腫瘍を壊死，凝固をねらう方法や，抗癌薬を直接肝動脈に注入する方法がある。

4）膵臓癌　pancreatic cancer

定　義

　早期発見が難しい癌である。糖尿病の合併，喫煙，飲酒などがリスクとされる。膵頭，膵体，膵尾のどこに発生するかで症状や治療法が異なる。

初期からかなり進行するまで無症状のことが多い。そのため，予後は悪い。黄疸や腹痛，背部痛が出現する。

検　査

CT，MR胆管膵管撮影，ERCPなどの画像診断と，腫瘍マーカーが診断に有効である。

治　療

発見時には既に切除不能の場合が多く，化学療法や放射線療法を組み合わせた治療が行われる。早期癌については切除となり，膵頭十二指腸切除術，膵体尾部切除術と術後の補助化学療法が行われる。

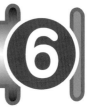

乳腺，内分泌 ⑥

1 乳腺のしくみと働き

乳房は大胸筋の上に発達した付属器官で，脂肪組織と乳腺，それを支える結合組織からなる。乳房の内部には乳腺が15〜20の乳腺葉に分かれて存在し，さらに小葉，乳汁を分泌する腺房に分かれる。それぞれの乳腺葉には乳管があり，それが集まって主乳管

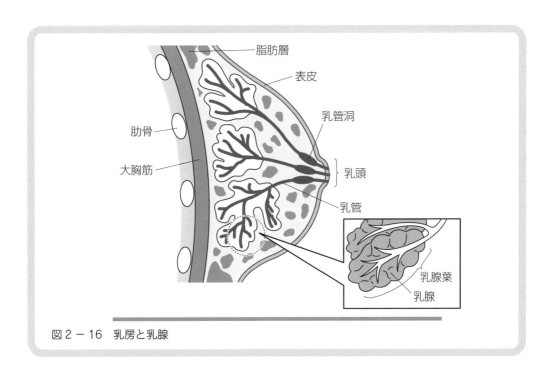

図2－16　乳房と乳腺

となって乳頭に開口し，乳汁が分泌される（図2－16）。

　男性の場合は乳腺の発達がないが，ホルモンバランスの崩れや肝硬変の症状，薬物の摂取により乳腺が発達することがあり，これを女性化乳房と定義する。アルコール依存症患者にも認める。また，男性に発症する乳癌は発見が遅れ，きわめて予後不良である。

2 乳腺の疾患

1）良性の疾患

定　義

　乳腺の良性疾患には，乳腺症，乳腺嚢胞，線維腺腫，乳腺炎などがあり，女性の乳房には頻発するが，乳癌との鑑別が重要となる。乳腺症は乳腺に線維性や嚢胞性のしこりを生じる。乳腺嚢胞は乳腺症から生じ，嚢胞の中に水がたまり，しこりとして触れる。多発することもある。両者とも女性ホルモンの周期と関係がある。線維腺腫は，境界明瞭で表面が滑らかなしこりを触れる。乳癌との鑑別が必要になる。乳腺炎は，授乳中の感染によるものがほとんどで，放置するとまれに膿がたまる乳腺膿瘍になる。

症状と経過

　乳房内のしこり，痛み，緊満感など，月経前などに強くなる傾向にある。乳腺炎では乳房の発赤，熱感があり，発熱することがある。

検　査

　乳癌との鑑別に，超音波検査，マンモグラフィが行われる。

治　療

　しこりを切除したり，嚢胞の内容を注射器で吸引したりする治療があるが，再発することも多いので，経過観察がほとんどとなる。乳腺炎は感染に対し抗生物質が用いられる。

2）乳癌　breast cancer

定　義

　乳腺にできる癌で，日本では増加傾向にある。癌細胞が乳管や乳小葉を包む基底膜から外に進展しているものを浸潤癌，乳管や乳小葉内にとどまっているものを非浸潤癌という。浸潤癌は，リンパ節や肺，肝臓，骨などに転移するので，非浸潤癌のうちに早期発見・早期治療をすることが重要である。好発部位は，乳房を4つに分けると上外側が約50％で多い（図2－17）。乳癌は自分で触れることで発見できる癌なので，生理の4〜5日後に自己検診を習慣にするとよい。1〜2年に1回のマンモグラフィもスクリーニングとして優れている。早期発見・早期治療の啓発を目的とするピンクリボン運動が行われている。また，術後の変形や傷痕を補うために専用の下着，水着などが市販されている。近年，インプラントによる乳房再建術も保険適用された。

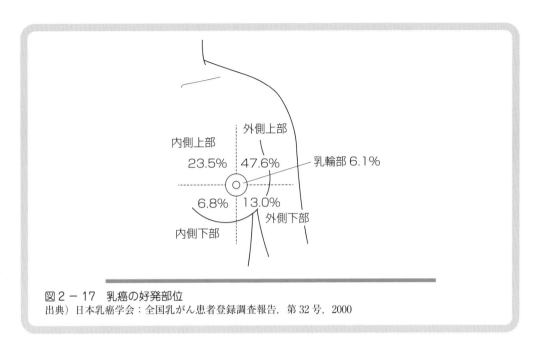

図 2 - 17　乳癌の好発部位
出典）日本乳癌学会：全国乳がん患者登録調査報告，第 32 号，2000

症状と経過

　初発症状は，しこりが主体である。パートナーに発見される割合が 60％以上である。進行すると，乳頭からの分泌物，出血がみられることがある。通常，疼痛はない。

検　査

　自己検診の発見率は高い。しこりを見つけたらほかの良性疾患との鑑別のため，超音波検査，マンモグラフィ，検体検査が行われる。検体検査には，穿刺吸引細胞診（fine needle aspiration cytology：FNAC），針生検，切開生検があり，これらで病名が確定する。

治　療

　進行度や癌のタイプに応じて治療法が選択される。乳房を全摘出する方法と腫瘍部分のみ摘出する乳房温存術があり，必要に応じてリンパ節の郭清が行われる。また，術前治療として，術前化学療法（ネオアジュバント化学療法）やホルモン療法が行われ，腫瘍の縮小や転移している癌にも効果を期待する。術後は，それぞれの病態に応じて放射線療法や化学療法，ホルモン療法が行われる。また，腋窩リンパ節の郭清などで術後に腕が上がりにくくなったり，浮腫が生じたりすることがあることから，リハビリテーションが重要である。

3　甲状腺のしくみと働き

　甲状腺は，前頸部の甲状軟骨の下で気管を取り巻く蝶形をした臓器で，甲状腺ホルモ

ンを分泌する内分泌臓器である。後面には，まったく働きの異なる上皮小体（副甲状腺）が張りついている。甲状腺の内部は，コロイド状の物質が入った濾胞構造をしている。サイロキシン（T_4）とトリヨードサイロニン（T_3）を甲状腺ホルモンとよび，代謝を調節する働きがある。

4 甲状腺の疾患

甲状腺の疾患には，甲状腺機能亢進症・低下症，橋本病などがある。また，甲状腺はヨウ素を蓄積することから，ヨウ素の摂取量が不足すると甲状腺腫をきたすが，日本人は海産物などを多く摂取する民族性があり，不足することはまれである。

1）甲状腺癌　thyroid cancer

定　義

甲状腺は通常触れることはないが，甲状腺癌，甲状腺腫では「しこり」として触診されることがある。腫瘍のタイプによって異なるが，進行は遅く予後が比較的良好なことが多い。30 〜 40 歳代の女性に多い。

症状と経過

痛みはなく，体調不良を訴えることがある。進行すると声帯や食道への浸潤で，嗄声や呼吸困難，嚥下障害を生じる。

検　査

触診により腫瘤を確認する。その後，レントゲン検査，超音波検査で診断する。悪性度鑑別のために穿刺吸引細胞診を行う。さらに，転移や浸潤，進行度などはシンチグラム，腫瘍マーカーなどの指標で評価する。

治　療

癌のタイプにより治療方針が異なる。小さいものでは経過観察をすることもある。手術で摘出後，放射性ヨード療法や化学療法，放射線療法などが行われる。

2）甲状腺機能亢進症　hyperthyroidism

定　義

20 〜 40 歳代の女性に多い。甲状腺ホルモンの分泌が過剰になるバセドウ病で起こることが大半である。バセドウ病では，眼球突出や脱毛，甲状腺腫を伴う。

症状と経過

頻脈，動悸，息切れ，易疲労感を自覚する。精神的には，イライラ，不眠が生じる。過剰な発汗，手指，眼瞼の振戦もみられる。

検　査

血液一般検査，血中甲状腺ホルモン値を用いて診断し，経過観察を行う。

治　療

抗甲状腺薬の薬物療法が主で経過をみる。抗甲状腺薬が副作用などで使用できない場

合などは，放射性同位元素療法，手術療法も行われる。

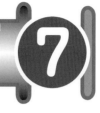

泌尿器系 ⑦

1 泌尿器系のしくみと働き

　泌尿器系には，腎臓，尿管，膀胱，尿道が含まれ，腎盂から膀胱までを上部尿路，膀胱から外尿道口までを下部尿路という。泌尿器系は，血中老廃物を尿として排泄する重要な働きをしている。

　男性特有臓器の前立腺は生殖器系に入るが，膀胱直下で尿道を取り巻いている。この前立腺は，加齢により高率に肥大し，前立腺肥大を発症する。排尿障害の原因となり，男性のQOL（quality of life）を低下させる。

（1）腎臓　kidney

　左右背側に2個あり，右側は肝臓の存在で左側より少し下がった位置に存在する。上部に副腎をもつが，副腎は内分泌系で泌尿器系ではない。腎臓の中には，腎小体と尿細管を合わせた腎単位（ネフロン）が多数存在する。腎臓には大動脈から続く腎動脈を通って血液が大量に流れ込み，腎小体の糸球体で血液を濾過して尿細管で有用な物質を再吸収し，老廃物は尿として腎盂を通って尿管に排出される。腎臓はほかに，電解質・体液量の調節，生理活性物質を分泌して血圧の調節などをしている。

（2）尿管　ureter

　腎臓から膀胱に至る2本の管で，3つの生理的狭窄部があり，尿道結石がある場合にはここに石が詰まり閉塞が起こりやすい。

（3）膀胱　urinary bladder

　尿を一時的にためておき充満すると排尿反射が起こり，膀胱壁が収縮，尿道括約筋が弛緩して排尿するが，随意的にコントロールできる。

（4）尿道　urethra

　膀胱から外尿道口に至る管で，男性は約18cm，女性は短く約3～4cmである。そのため，女性のほうが尿路感染症にかかりやすい。

2 泌尿器系の疾患

尿量が減少し，乏尿，無尿，尿閉などの排尿障害は生命に危険が及ぶため，原因が腎臓にあるのか，それ以後の尿路にあるのかを見極めることが重要となる。排尿障害にはほかに尿失禁があり QOL を著しく下げるので，社会生活上の問題となる。また，尿路は外界と通じているため，性感染症（sexually transmitted disease：STD）を含め尿路感染症のリスクは高い。

1）尿路結石　urolithiasis

定　義

結石ができる場所によって，上部尿路結石（腎臓結石，尿管結石），下部尿路結石（膀胱結石，尿道結石）に分類される。

症状と経過

腎臓結石は，無症状で顕微鏡的には血尿がみられる。尿管結石は，結石のある側の背部の激痛が未明から早朝にかけて起こることが多い。血尿も合併する。膀胱結石は残尿感があったり頻尿になり，膀胱炎を合併しやすい。

検　査

CT で結石が描出される。膀胱結石では腹部超音波検査が行われる。

治　療

結石出現部位と大きさにより治療が異なる。小さく症状がない結石は経過観察で自然排出を期待することが多い。よく，結石は水分をとって尿とともに洗い流すとよいといわれるが，尿管結石で仙痛発作が起こっているときには水腎症となっており，水分摂取は注意が必要である。大きい結石に対しては，体外衝撃波結石破砕術や内視鏡下結石破砕が行われる。

2）腎細胞癌　renal cancer

定　義

腎臓に生じる癌としては腎盂腫瘍，腎肉腫，小児のウィルムス腫瘍（p.71 参照）などがあるが，腎細胞癌が最も多い。50 〜 70 歳代の男性に多く，早期発見が難しい。

症状と経過

初期は無症状で，大きくなると血尿，疼痛，貧血，体重減少がみられる。

検　査

血液検査，尿検査が行われる。また，超音波検査が発見に有効である。CT，MRI は他臓器への浸潤や転移などを調べるのに有用である。

治　療

腎臓の摘出が行われることが多い。これは，腎臓が 2 個あり，1 個摘出しても機能的にはそれほど障害がないからである。その他，化学療法，ホルモン療法，免疫療法，腎

動脈塞栓術，放射線療法が行われる。

3）膀胱癌　bladder cancer

定　義

50歳代以上の男性に多い。膀胱の内壁の移行上皮に発生する。表在性乳頭腫瘍と浸潤性癌の2つのタイプがある。染料など化学物質に曝露することで発生する職業性膀胱癌が報告されている。

症状と経過

顕微鏡的血尿のほか，肉眼的にも血尿がみられることがある。腫瘍の増大で頻尿，残尿感，排尿時痛が現れる。

検　査

尿中の癌細胞の有無を見る尿細胞診や超音波検査が行われる。さらに膀胱鏡検査で詳細な情報が得られる。浸潤や転移をみるために，CT，MRI，シンチグラムが行われる。

治　療

表在性乳頭腫瘍は，経尿道的膀胱腫瘍切除術で切除するが，再発も多い。浸潤性のものは，膀胱を全摘出する。この場合は，ストマを造設するなどして尿路を変更する手術も行う。

4）前立腺癌　prostatic cancer

定　義

前立腺肥大症のスクリーニングで発見されることが多い。早期の発見が重要であるが，進行が遅く必ずしも治療を必要としない。近年の研究で，骨転移を伴わない場合の切除例と放置例での5年生存率は変わらないとされる。

症状と経過

癌の増大に伴い排尿障害が起こる。頻尿，残尿感，排尿困難などの症状が出る。高齢で発見された場合は，進行が遅いので平均寿命に影響を及ぼさないラテント癌（latent cancer）が多い。

検　査

前立腺特異抗原（PSA）が測定される。異常があれば，直腸診，生検へと進む。ほかにCT，MRIの画像診断も行われる。

治　療

進行度により，手術療法，放射線療法，ホルモン療法がある。手術療法は，切開して前立腺を取り出す方法と腹腔鏡で摘出する方法がある。勃起神経を障害したり，尿路狭窄をきたしQOLを下げることも多いので，外科処置には注意が必要である。

5）前立腺肥大症　benign prostatic hypertrophy：BPH

定　義

前立腺は，尿道を取り巻く解剖的特徴があり，加齢とともに肥大すると尿道を圧迫し，排尿障害を引き起こす。

症状と経過

　頻尿，尿意切迫感，夜間頻尿，若いときより尿の勢いがなくなったという訴えが聞かれる。1～3期に分かれ，徐々に排尿障害がひどくなり3期は尿閉となる。

検　　査

　年齢と問診で前立腺肥大症が疑われる。前立腺癌や尿路感染などを否定するために尿沈渣，前立腺特異抗原の検査を行い，直腸診に進む。

治　　療

　基本的には，薬物療法で，血尿，残尿，尿閉を繰り返す場合は開腹手術や電気メス，レーザーなどを使用した内視鏡手術を行う。

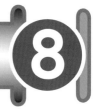

整 形 外 科 ⑧

　整形外科は，運動器官（筋，骨，関節，靱帯，腱など）や運動にかかわる脊髄，神経の障害，外傷を扱う。ケガの治療だけでなく運動機能の回復，残存機能の活用のためのリハビリテーションも整形外科領域に入る。名称が混同されやすい形成外科は，熱傷への皮膚移植，癌治療などで欠損した部分の再建や先天異常，頭蓋顎顔面の変形への対応などを行う。美容整形も形成外科の一部門である。概念的には骨・軟骨を扱う診療科が整形外科，外表皮を外科的に扱う場合に形成外科となる。

1 筋・骨格系のしくみと働き

（1）骨　bone，関節　joint

　骨には，四肢の長い骨である長骨，手足の複雑な動きに対応する短骨，頭蓋骨，肩甲骨，骨盤などの扁平骨などがあり，腱によって筋肉と結合している。骨同士の結合を関節といい，骨の先端の軟骨や関節内の滑液（関節液）などで摩擦を避けるしくみとなっている。

　骨は，身体の運動にかかわるほか，脳や内臓を保護したり，カルシウムの貯蔵，造血の働きをする。

（2）筋肉　muscle

　筋肉は組織学的に，消化管・血管などの壁の筋肉である平滑筋，身体を動かす骨格筋，心臓にある心筋に3分類できる。平滑筋と心筋は自律神経により調節される不随意筋，骨格筋は意思によって動かすことができる随意筋である。骨格筋は，伸縮するひも状の筋細胞（筋線維）が横縞模様をつくるため，横紋筋ともいわれる。運動のみならず，筋

ポンプとして静脈血が心臓に還流するのを助け，収縮することで熱を産生する。

2 整形外科で扱う疾患，外傷

　整形外科で扱われる外傷は，骨折，脱臼，靱帯や腱の断裂など，骨折や脱臼は認めないが関節に損傷をきたした捻挫，軟部組織が損傷を受けた打撲などである。また，変形性関節症，椎間板ヘルニアなどの変性疾患，骨・軟骨の腫瘍なども扱う。

　いわゆるぎっくり腰や慢性的な腰痛症は，整形外科の主訴のなかでも大変多く，明らかな所見がなければ対症療法が選択される。腰痛に加えて下肢のしびれ，間欠性跛行などを生じる脊柱管狭窄症に対しては，保存療法に効果が認められない場合には外科処置が選択される。

1）骨折　fracture

定　義

　強い外力が加わって起こる骨折は外傷性骨折，疾患を原因とする骨折は病的骨折という。形態により，横骨折，斜骨折，らせん骨折，圧迫骨折などに分けられる（図2－18）。骨片が皮膚を破り飛び出した骨折を開放骨折，その他は閉鎖骨折と定義する。骨折は，身体をぶつけ合うコンタクトスポーツなどで起こりやすい鎖骨骨折，肋骨骨折，転倒の際に手をついたりすることで起こる上肢の骨折，高齢者に多い大腿骨頸部・転子部骨折，骨粗鬆症の人が尻もちをついたときなどに起こる圧迫骨折などが挙げられる。

症状と経過

　疼痛や患部の腫脹，動きに障害が起こる。内出血がひどいと出血性のショックに陥ることがある。また，骨片が臓器を損傷することがある。

検　査

　単純レントゲン検査が行われる。さらに詳しく調べる場合は，CT，MRI所見で診断する。

治　療

　骨の転位を整復し，ギプスで固定する。牽引して骨を正しい位置に保つこともある。開放性骨折の場合は感染必発なので，緊急手術が必要である。最近は，金属プレートやスクリューなどで固定（図2－19）することで，社会復帰を早め，リハビリテーションの負担を減少させる。金属の場合は，その後手術で取り出されるが，吸収性のプレートなどは摘出しない。関節の拘縮や筋萎縮を防ぐため，整復後は早期にリハビリテーションが開始される。

2）脱臼　dislocation

定　義

　外力が加わり関節が正しい位置から外れてしまった状態。部分的に外れている状態を亜脱臼という。女児の股関節に多くみられる先天性股関節脱臼，肩関節に多い外傷性脱

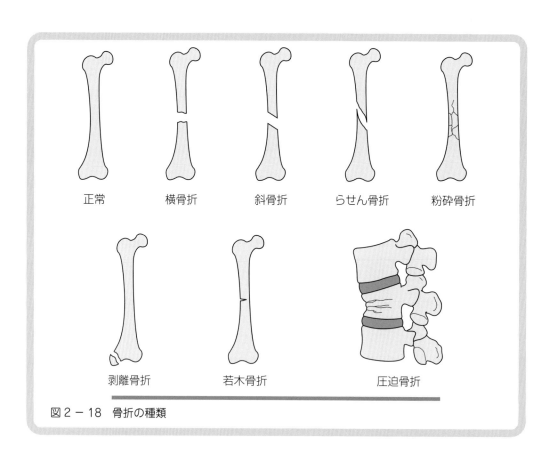

正常　　　横骨折　　　斜骨折　　　らせん骨折　　　粉砕骨折

剥離骨折　　　若木骨折　　　　　　圧迫骨折

図2－18　骨折の種類

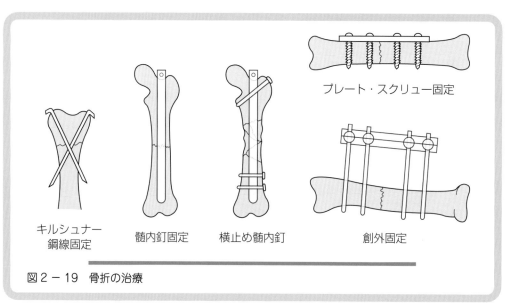

プレート・スクリュー固定

キルシュナー　　　髄内釘固定　　　横止め髄内釘　　　創外固定
鋼線固定

図2－19　骨折の治療

臼，関節リウマチで起こる破壊性脱臼などの病的脱臼が有名である。

症状と経過

外傷による骨折症状は，疼痛，腫脹，運動障害で，先天性股関節脱臼では関節可動域の制限のほかに顕著な症状はみられないが，後々発育不全が生じることから，早期発見・早期治療が重要である。

検　査

骨折と同様，レントゲン検査が行われる。

治　療

原因によりさまざまな治療が行われるが，徒手的整復後に固定するのが一般的である。先天性股関節脱臼では装具療法が行われるが，それで整復できなければ外科的処置が考慮される。

3）椎間板ヘルニア　herniated disk

定　義

脊椎と脊椎の間にある椎間板が後方に突出し神経を圧迫する。腰部，頸部に起こりやすい。

症状と経過

疼痛，圧迫されている神経が支配する範囲のしびれなどが起こる。

検　査

CT，MRIで確定診断する。

治　療

安静にし，疼痛に対しては非ステロイド系抗炎症薬の投与，神経ブロックなど保存療法が行われる。外科的処置を含め内視鏡下レーザー治療なども行われる。

4）骨粗鬆症　osteoporosis

定　義

加齢，特に閉経後の女性や副腎皮質ステロイド剤が長期に投与されている場合に骨形成と骨破壊のバランスが崩れ，骨密度が低下し，骨折しやすくなる。背部では脊椎圧迫骨折や円背の原因となる。また，転倒した際にも骨折しやすくなり，橈骨遠位端骨折や大腿骨頸部・転子部骨折が発生する。

症状と経過

腰痛，骨折，脊椎圧迫骨折，円背の原因となる。

検　査

骨密度の測定，レントゲン検査で骨の変形をみる。

治　療

ビスホスホネートや活性型ビタミン D_3 製剤，ビタミン K_2 製剤，カルシトニン製剤などの薬物療法以外に治療法はなく，食事，運動の指導も行われるがいずれも限定的である。

3 リハビリテーション rehabilitation

　整形外科では，理学療法士（PT），作業療法士（OT）なども交えたチームをつくり，患者の社会復帰をめざしてリハビリテーションが行われる。リハビリテーションでは，筋力を強化したり，拘縮を防ぐ運動療法，義肢や装具の処方，マッサージや牽引，電気療法，温熱療法などの物理療法が行われる。

耳鼻咽喉科 9

1 耳

（1）耳のしくみと働き

1）耳のしくみ（図2-20）

　耳は音を聞きとり，身体の動きやバランスを感じとる機能を有し，外耳，中耳，内耳に分けられる。内耳は顔面神経，蝸牛神経，前庭神経が走り大脳につながっている。

2）耳の働き

A. 外　　耳

　耳介と外耳道からなる。耳介は軟骨でできていて音を拾う機能をもつ。外耳道は鼓膜に至る長さ約3cmの管で，中耳や内耳を保護するほか，拾った音の周波数に応じて，

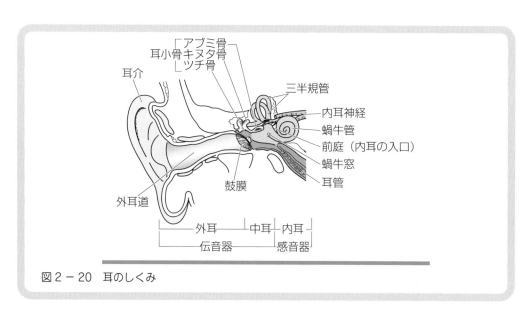

図2-20　耳のしくみ

鼓膜が振動することで音を伝導する。

B. 中　　耳

　外耳と内耳の間にあり，鼓膜（鼓室），耳管からなる。鼓膜は外耳道の奥に位置する薄い膜で外耳と内耳を隔絶している。内耳内には，大気圧と同じ圧力の空気が入っていて鼓室という。鼓室は耳管により上咽頭につながり，鼓室内の3個の耳小骨は鼓膜の振動を内耳に伝える。

C. 内　　耳

　蝸牛，三半規管，前庭に分けられる。耳小骨から伝えられた振動は前庭より蝸牛神経に伝えられ大脳に伝えられる。3つの半規管により，身体の回転や加速度を感じとるなど平衡感覚を保つ。

（2）耳 の 疾 患

1）急性中耳炎　acute otitis media

　定　義

　インフルエンザ菌，肺炎球菌などが中耳に感染して起こる。乳幼児に中耳炎が多いのは耳管と咽頭との交通が容易で，病原菌が中耳に上行感染しやすいためである。

　症状と経過

　耳痛，発熱，難聴で始まり，鼓膜は赤く腫れる。腫れがひどくなると化膿性中耳炎となり，鼓膜を切開して，膿を出す。鼓膜が破れると滲出液が出てこれを耳漏という。

　検　査

　外耳道より鼓膜面を視診する。

　治　療

　抗生物質の投与，および鼓膜切開を行う。

2）慢性中耳炎　chronic otitis media

　定　義

　慢性的な細菌感染のために鼓膜の穿孔，耳小骨の破壊，耳漏，難聴になるものをいう。

　症状と経過

　耳漏，耳小骨破壊による難聴。

　検　査

　外耳道より鼓膜面を視診する。

　治　療

　抗生物質の内服により，耳漏を止める。難聴のある場合は鼓室形成手術により，鼓膜を再建する。

3）真珠腫性中耳炎　cholesteatoma

　定　義

　鼓膜の上皮が中耳に入り込むのが原因といわれ，上皮が細菌感染して真珠腫を形成す

る。真珠腫は骨組織を破壊して大きくなり，鼓室の上部や鼓膜の上部を穿孔する。

症状と経過

悪臭を伴う膿性の耳漏があるが，未治療で経過すると伝音性難聴，顔面神経麻痺，頭蓋内に合併症が起こる危険もある。

検　　査

頭部レントゲン検査で診断する。

治　　療

早急な手術治療。

4）滲出性中耳炎　otitis media with effusion

定　　義

急性中耳炎の不完全な治療やウイルス感染に耳管機能障害が重なって発症するといわれている。中耳に液体が溜まるが，鼓膜には穿孔はない。

症状と経過

耳痛や発熱はなく軽度の難聴，耳閉感がある。液体は黄色や褐色などである。

検　　査

外耳道より鼓膜面を視診する。

治　　療

鼓膜穿刺により，排液し，耳管通気をして換気する。

5）メニエール病　Ménière's disease

定　　義

ストレスや自律神経の異常などで内耳蝸牛内にリンパ液が過剰に貯留し内リンパ水腫となり，回転性の眩暈を主体とする。難聴や耳鳴が反復するものをいう。

症状と経過

難聴，耳鳴を伴う回転性の眩暈が数分〜数時間起こる。眩暈により嘔気や嘔吐も起こる。発作がおさまると難聴は回復することが多いが，発作を反復するうちに聴力の回復が悪くなる。

検　　査

メニエール病の診断は，多方面にわたり総合的に判断するが，眼振検査や平衡機能検査は必須である。

治　　療

抗めまい薬や制吐薬，循環改善薬などが主体であるが，重症例は内耳の外科処置を行う。

6）突発性難聴　sudden deafness

定　　義

突発的に高度の感音性難聴になるものをいう。原因は不明であるが，血管障害や内リンパ腫，ウイルス感染などが考えられている。

症状と経過

難聴に耳鳴や眩暈，嘔気を伴うこともある。難聴からの回復の目安としては，初診時の聴力レベル，発作から治療開始までの期間，眩暈発作の有無がある。

検　査

聴力検査で診断する。

治　療

発症後遅くとも2週間以内に副腎皮質ホルモン薬，血管拡張薬の投与などの薬物療法を行う。それ以降は急激に予後が低下する。

7) 聾　　唖

定　義

高度に聴力を失っている状態を聾という。先天的には遺伝性疾患，先天性風疹症候群の罹患などが原因で，後天的には髄膜炎，頭部外傷，薬物による中毒が原因となる。聾の状態のまま言語習得の訓練をしないでいたために話すことのできない状態を唖という。

症状と経過

言語獲得前に聴力がないと話すことができなくなる。

検　査

聴力検査を行う。

治　療

聴力を失っていると認識した時点から聴力を補う補聴訓練や言語習得訓練を行う。

2 鼻

（1）鼻のしくみと働き

1）鼻のしくみ（図2-21）

鼻は外鼻，固有鼻腔，副鼻腔に分けられる。外鼻とは外側から見た鼻の名称で，つけ根部分を鼻根，鼻のふくらみを鼻翼，鼻の先端を鼻尖とよぶ。

固有鼻腔とは鼻の内部のことで，鼻中隔により左右に分けられ，鼻甲介といわれる骨の隆起がある。

副鼻腔とは鼻腔の周りの骨の空洞のことで，眼の上の部分を前頭洞，鼻をはさんだ眼の脇を篩骨洞，鼻翼の上を上顎洞，鼻腔の奥を蝶形骨洞という。鼻粘膜と同じ粘膜に覆われているので，鼻の炎症が副鼻腔に及びやすい。

2）鼻の働き

鼻の働きは臭いを感じとり（嗅覚），吸気の際ほこりを取り除き肺・気管支への刺激を低下させるともともに，加湿・加温することで空気の刺激を低下させる。発声時の共鳴機能をもつ。

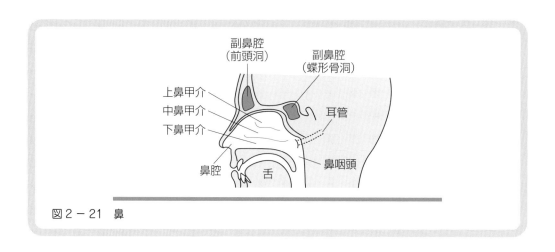

図2−21　鼻

（2）鼻の疾患

1）アレルギー性鼻炎　allergic rhinitis

定　義

　花粉などによる季節性のアレルギー性鼻炎とハウスダストによる通年性のアレルギー性鼻炎がある。

症状と経過

　鼻閉，水様性の鼻漏，くしゃみが発作的にみられる。

検　査

　特異アレルゲンを血液検査で同定する。

治　療

　マスクの着用などで原因となる抗原を避ける予防を指導する。また基礎治療として抗アレルギー薬を投与し，症状に応じて副腎皮質ステロイド点鼻薬を用いることもある。

2）急性副鼻腔炎　acute sinusitis

定　義

　かぜや鼻炎に続発して炎症が副鼻腔に及んだ状態を示す。また外傷・う歯からの感染が上顎洞に炎症を起こすこともある。

症状と経過

　鼻根部・頬部の疼痛，発熱，頭痛，膿性鼻漏，鼻閉，嗅覚異常が起こる。

検　査

　レントゲン検査，頭部 CT 検査を行う。

治　療

　貯留液の排泄や洗浄などの鼻処置のほか，抗生物質の局所注入，抗生物質，抗炎症薬の投与を行う。

3）慢性副鼻腔炎（蓄膿症） chronic paranasal sinusitis

定　義

急性副鼻腔炎の反復による慢性化や鼻腔の形態異常（鼻中隔彎曲），咽頭扁桃肥大，遺伝的要因，歯根部の慢性炎症が上顎洞に及ぶことなどで引き起こされる。

症状と経過

粘性・膿性の鼻漏，後鼻漏，頭痛，嗅覚障害などが慢性的に続く。

検　査

レントゲン検査。

治　療

鼻処置，抗生物質の投与，抗炎症薬（主に副腎皮質ステロイド薬）の噴霧（ネブライザー）などを行うが，内視鏡下鼻内副鼻腔手術も行われる。

3 口　　　　腔

（1）口腔のしくみと働き

1）口腔のしくみ（図2 - 22）

消化管の入り口で外に向かって開いている部分が口裂で，口裂の後ろで咽頭に続く部分を口峡とよぶ。また上下の歯列と歯槽弓より前方部分が口腔前庭で，口腔前庭の上部の前方を硬口蓋，後方を軟口蓋という。

口腔には唾液腺から消化酵素とムチンを含む唾液が分泌されている。唾液は消化や嚥下を助けるとともに，口腔内の清浄を保ったり，会話の際の潤滑剤にもなる。

唾液腺には大唾液腺（耳下腺，顎下腺，舌下腺）と小唾液腺がある。唾液腺の開口部は頬粘膜と口腔底に開いている。

2）口腔の働き

口腔は食物を捕食し，嚙み砕き嚥下するとともに，発音機能もある。

（2）口腔の疾患

1）口内炎 stomatitis, mouth（oral）ulcer

定　義

アフタ（口腔内にできる10mm以内の痛みを伴う円形またはだ円形の潰瘍）性口内炎が多い。細菌やウイルスの感染，ストレス，内分泌異常，ビタミンの不足などにより頬粘膜や舌に急性炎症が起きるものをいう。

症状と経過

発赤，腫脹とともに疼痛を呈し，摂食障害を引き起こすこともある。

検　査

口腔粘膜の観察。

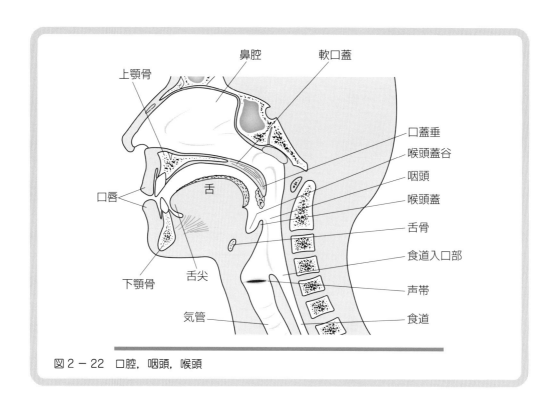

図2－22　口腔，咽頭，喉頭

図中のラベル：
鼻腔　軟口蓋　上顎骨　口蓋垂　喉頭蓋谷　咽頭　喉頭蓋　舌骨　食道入口部　声帯　食道　口唇　舌　下顎骨　舌尖　気管

　1週間ほどで自然治癒するが，痛みが強い場合は副腎皮質ステロイド薬の塗布やビタミン B_2 製剤の投与を行う。

2）舌炎　glossitis

定　義

　口内炎のアフタが舌にできる場合と，全身疾患の鉄欠乏性貧血に伴う舌炎，悪性貧血に伴うハンター舌炎がある。

症状と経過

　舌の粘膜は赤くなって腫れ，口臭が強くなる。

検　査

　舌の観察。

治　療

　口内炎に伴う場合は口内炎の治療をする。全身疾患が原因の舌炎は全身疾患の治療を行う。

3）唾石症　sialolithiasis

定　義

　唾液腺導出管の顎下腺管に炭酸カルシウムやリン酸カルシウムの結石ができるもの。

摂食時に疼痛があり，顎下腺が赤く大きく腫れる。

検　　査

レントゲン検査，CT，超音波検査。

治　　療

唾石のあるところを確認後，切開して摘出する。

4）耳下腺腫瘍　tumor of parotid gland

定　　義

唾液腺の一つである耳下腺にできる腫瘍で，約80％が良性腫瘍である。唾液腺細胞に由来する上皮性のもので多形性腺腫，腺リンパ腫が多いが，悪性化することがある。

症状と経過

痛みはなく，しこりがゆっくり大きくなる。

検　　査

超音波検査，CT，MRIで診断する。

治　　療

外科的に摘出する。

4 咽　　　頭

（1）咽頭のしくみと働き

1）咽頭のしくみ

咽頭は鼻腔に続く呼吸路となる上咽頭（鼻咽頭），食物路として口腔から続く中咽頭（口部咽頭），食道に続く下咽頭（喉頭部）がある。中咽頭にはリンパ組織である扁桃がある。

2）咽頭の働き

呼吸や食物が通過する道としての役割，リンパ組織によって細菌やウイルスの侵入を防ぐ機能をもつほか，声を出す際の共鳴機能をもつ。

（2）咽頭の疾患

1）急性・慢性咽頭炎　acute pharyngitis / chronic pharyngitis

定　　義

急性咽頭炎は細菌やウイルス感染など常在菌による中咽頭粘膜の炎症である。慢性咽頭炎は急性咽頭炎の反復・慢性化のほか，喫煙やガスを吸い込むなど化学的な刺激によって起こる。

症状と経過

急性咽頭炎は発熱，咽頭痛，異物感，嚥下時痛がある。慢性咽頭炎では咽頭部に異物感がある。

視診ではフレキシブルファイバースコープを用いる。触診で頸部リンパ節の腫脹の有無をみる。

検　査
治　療

急性咽頭炎では抗生物質の投与，副腎皮質ホルモン薬や血管収縮薬の吸入。慢性咽頭炎の場合は喫煙などの化学的な刺激を取り除くよう指導し，うがいを励行させる。

2）急性・慢性扁桃炎　acute tonsillitis / chronic tonsillitis

定　義

ブドウ球菌，溶血性連鎖球菌などにより扁桃部に炎症が起き，扁桃部が赤く腫れ，強い咽頭痛，嚥下痛をきたしたもの。

症状と経過

扁桃の腫れ，耳の痛み，頸部リンパ節の腫れや高熱を伴うことも多い。

検　査

間接喉頭鏡検査で診断する。

治　療

抗生物質，抗炎症薬の投与。扁桃が膿をもっている場合は切開して排膿する。

3）睡眠時無呼吸症候群　sleep apnea syndrome：SAS

定　義

睡眠中に10秒以上呼吸が止まることが1晩につき30回以上発生する状態を定義する。中高年で肥満傾向があり，いびきをかく人に多い。狭い口峡や鼻閉，扁桃の肥大などの器質的な原因に過労，飲酒などの状態が総合して発症の原因となっている。

症状と経過

熟睡していないために疲労がとれず，全身の倦怠感をもっている。

検　査

睡眠ポリグラフィーによるモニターで診断する。

治　療

気管の閉塞の治療としての呼吸刺激薬，マウスピースなどを用いる。

5　喉　　頭

（1）喉頭のしくみと働き

1）喉頭のしくみ（図2−22）

喉頭とは喉頭蓋から仮声帯，喉頭室，声帯，気管までの組織をさし，喉頭軟骨によって形成されている。

2）喉頭の働き

声帯，声門があり，発声機能をもつほか，呼吸機能の調整，嚥下時に食物が気管に入

らないように働く嚥下機能がある。

（2）喉頭の疾患

1）急性・慢性喉頭炎　acute laryngitis / chronic laryngitis

定　義

　急性喉頭炎はかぜの症状として細菌やウイルスにより喉頭粘膜が赤く腫れ，浮腫が出た状態。声帯は肥厚するが，動きは正常である。慢性喉頭炎は急性喉頭炎の反復や有毒なガスの吸入，声帯の酷使，喫煙などが原因となる。

症状と経過

　嗄声，咳，喀痰，喉頭の不快感。

検　査

　問診時の声の様子の観察，頸部リンパ節の触診，間接喉頭鏡検査，直接喉頭鏡検査。

治　療

　抗生物質，副腎皮質ステロイド薬の投与。

2）声帯ポリープ　vocal cord polyp

定　義

　声帯の縁にできる浮腫状の腫瘤で，声帯の酷使が炎症を引き起こし，周囲粘膜が充血して血腫となる。発声による酷使，喫煙による慢性的な炎症が発症のきっかけと考えられる。

症状と経過

　嗄声で気がつき，異物感，咳，喀痰などの症状がある。

検　査

　直接喉頭鏡検査，軟性喉頭内視鏡。

治　療

　小さなポリープは沈黙療法（1〜2週間話さず，安静状態を保つ）や発声方法の指導などにより軽快することもあるが，多くは喉頭マイクロ手術によりポリープを摘出する。

3）嚥下障害　dysphagia

定　義

　嚥下とは食物を咀嚼して飲み込む動作をいう。嚥下障害とは，咽頭，喉頭に炎症や腫瘤があったり，食道に癌などの疾患があったり，脳神経系の疾患後や，高齢により全身の機能の衰えとともに嚥下機能も低下して飲み込みにくくなることが原因となる。

症状と経過

　嚥下障害は食物や唾液などが気管に入ると炎症を起こし，誤嚥性肺炎の原因になるので，高齢者では特に注意が必要である。

検　査

　嚥下造影検査のほか，30秒間に3回以上の反復嚥下をするかどうかをみる，反復唾

液飲みテスト（RSST），水飲みテストなどがある。

痰の喀出訓練，咽頭や喉頭の運動機能を高めるための訓練などがある。

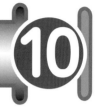

眼　　　科

1 眼のしくみと働き

（1）眼のしくみ（図2-23）
眼は物の色や形を識別する感覚器官である。

眼は眼球と視神経，眼瞼（まぶた），眉毛，結膜，角膜，涙器などから構成されている。

（2）眼の働き
1）視力　visual acuity
物体を識別できる能力のことで，視力検査により水晶体を厚くしたり，薄くして屈折率を調整することにより，眼球に入った像の焦点を合わせる。識別限界を測定する。

①裸眼視力：メガネなどで矯正していない視力をいう。

②矯正視力：メガネやコンタクトレンズによって補った視力をいう。

2）視野　visual field
眼を固定した状態で見ることのできる範囲は視野検査により測定する。

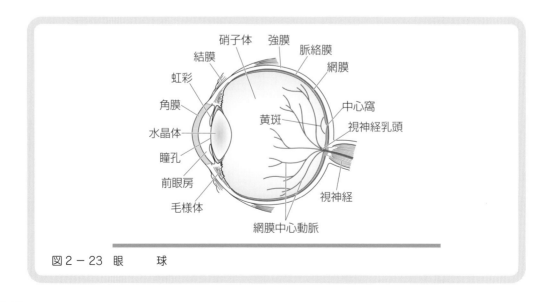

図2-23　眼　　球

①正常な視野範囲：上方50度，下方70度，鼻側60度，耳側90度。

②視野狭窄：視野の広さが狭くなること。網膜色素変性症や緑内障の末期が原因となる。

③視野欠損：視野が部分的に欠損すること。暗点ともいう。

3）色覚　color vision

眼に入ってくる光の色を識別する能力をいう。

4）光覚　light sense

光に対する眼の感度は周囲の状況によって変わり，光を感じとる能力をいう。

①明順応：暗いところから急に明るいところに来たときに網膜の感度が下がることをいう。

②暗順応：急に暗い場所に移動したときや，照明を消したときに，初めはまったく見えない状態から徐々に見えるようになることをいう。

2 眼 の 疾 患

（1）結膜の疾患

結膜は眼球と眼瞼をつないでいる膜で，眼瞼を覆っている。外界からの異物を遮断したり，眼球の運動を滑らかにする役割をもつ。外界に直接接していることから，微生物による感染やアレルギー炎症を起こしやすい。

1）咽頭結膜熱（プール結膜炎）　pharyngoconjunctival fever：PCF

定　義

アデノウイルスの感染による急性結膜炎で，夏季に流行する場合をプール熱という。

症状と経過

結膜の充血と瘙痒感，眼脂がみられ，発熱，咽頭炎を伴う。

検　査

開瞼法，眼瞼反転，細隙灯顕微鏡検査で診断する。

治　療

抗生物質の点眼。

2）春季カタル　vernal conjunctivitis

定　義

アレルギー性結膜炎で，季節性のものと通年性のものがある。季節性のものは春から夏にかけて多く飛ぶ花粉が原因で俗に花粉症ともいう。通年性のものはハウスダストが原因となる。

症状と経過

粘性の高い眼脂と上眼瞼に乳頭や浮腫を生じ，強い瘙痒感と流涙を認める。

検　査

開瞼法，眼瞼反転，細隙灯顕微鏡検査で診断する。

抗ヒスタミン薬や抗アレルギー薬の点眼，もしくは全身投与を行う。

（2）角膜の疾患

角膜は眼球の一番外側にあり，眼球壁を構成していて，表面は涙で覆われている。コンタクトレンズの不衛生な使用は，角膜感染や外傷の原因となることがある。

● **角膜潰瘍　corneal ulcer**

定　義

ヘルペスウイルス・細菌などの感染，三叉神経障害，自己免疫疾患などによって角膜上皮が欠損し，膜表面に角膜構成成分以外のものが入り込む疾患で，角膜は灰色に濁る。

症状と経過

強い眼痛，羞明，流涙，結膜の充血。

検　査

徹照法，斜照法，細隙灯顕微鏡検査で診断する。

治　療

感染が原因の場合は抗菌薬の点眼，感染以外が原因の場合は原因疾患の治療。

（3）網膜の疾患

網膜は眼球を覆う膜の一番内側に位置し，光覚細胞すなわち視細胞があり，視神経を通して脳に情報を伝えている。このため，網膜の疾患は失明の原因となる。糖尿病など全身性の慢性疾患が原因になることも多い。

1）糖尿病性網膜症　diabetic retinopathy：DR（図 2 − 24）

定　義

高血糖の持続で，微小血管が障害され，網膜に毛細血管瘤，出血，血管閉塞ができ，重症化すると網膜剥離により失明する。

症状と経過

視力障害，出血，黄斑，浮腫が起こる。

検　査

徹照法，斜照法，細隙灯顕微鏡検査，蛍光眼底撮影で診断する。

治　療

糖尿病などの治療が最優先される。進行を抑える目的でレーザー光凝固術などが行われる。

2）網膜剥離　retinal detachment：RD

定　義

糖尿病，高血圧，眼内腫瘍，ぶどう膜炎などにより，網膜が網膜色素上皮層から分離してめくり上がると，視野欠損，視野障害を起こす。失明する場合もある。

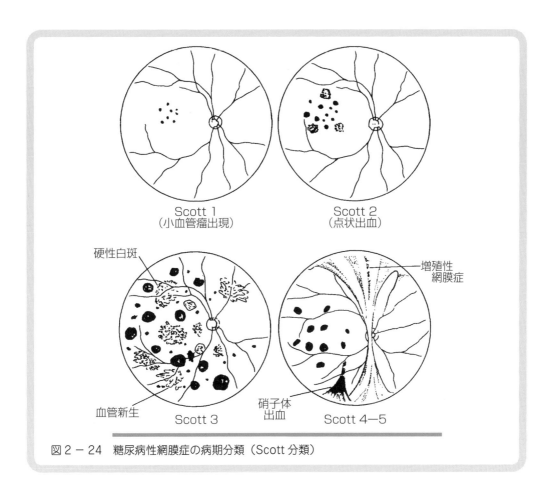

図 2 － 24　糖尿病性網膜症の病期分類（Scott 分類）

Scott 1
（小血管瘤出現）

Scott 2
（点状出血）

硬性白斑

増殖性
網膜症

血管新生　Scott 3

硝子体
出血　　Scott 4—5

症状と経過

飛蚊症，光視症，視野欠損，視力障害で，自覚する。

検　　査

眼底検査，眼底写真検査で診断する。

治　　療

レーザー光凝固術などがあるが，視力障害の進展を抑えるだけである。

3）色盲　achromatopsia，色弱　color anomaly，
　　先天性色覚異常　congenital color vision deficiency

定　　義

　　色は網膜の錐体細胞が赤，青，緑の色素を感じて識別する。伴性潜性遺伝により，色素に対する感覚が 1 つか 2 つ先天的に欠落しているものを色盲，感覚が鈍っているものを色弱という。先天性色覚異常は先天的に色覚に異常があるものをいう。

症状と経過

　　色盲は欠落している色素に対しては色をまったく感じることができない。色弱は赤や

緑，青それぞれに対して感じる機能が弱いためにバランスがくずれ，赤や緑や青に対する感覚がくずれる。

| 検　査 |

色覚検査（仮性同色表検査，色相配列検査，アノマロスコープ）で診断する。

| 治　療 |

遺伝的疾患のため治療法はないが，生活するうえで羞明（<ruby>羞明<rt>しゅうめい</rt></ruby>）（健常者がまぶしいと感じない程度の光をまぶしいと感じる状態）を訴える場合は遮眼鏡を使用する。

（4）視力の異常

1）近視　myopia

| 定　義 |

屈折異常の一つで網膜より前方で像のピントが結ばれてしまう状態。先天性の近視，後天性の近視がある。後天性の近視（仮性近視）は近い距離での長期間の作業により，毛様体の緊張が持続したことが原因となる。

| 症状と経過 |

近くは見えるが遠くが見えない状態をいう。

| 検　査 |

視力検査。

| 治　療 |

凹レンズでの矯正。角膜屈折矯正術（LASIK）が近年行われるが，遠視を誘発する。

2）遠視　hyperopia

| 定　義 |

毛様体筋の弛緩による屈折異常のひとつで網膜の後方で像のピントが結ばれてしまうもの。

| 症状と経過 |

遠くは見えるが近くのものははっきり見えない状態をいう。

| 検　査 |

視力検査。

| 治　療 |

凸レンズでの矯正。

3）乱視　astigmatism

| 定　義 |

角膜の不規則な彎曲により，網膜のどの位置でも焦点が合わず，像のピントが結ばれない状態をいう。

| 症状と経過 |

長時間視覚を必要とする行動では眼精疲労を強く感じる。

乱視表による検査で判断できる。

円柱レンズでの矯正。

4）老視（老眼）　presbyopia

加齢により水晶体を支える毛様体の筋力が低下して，像のピントの調節ができなくなる状態をいう。

近くの細かいものにピントを合わせにくくなり，基本的に遠視と類似する。

視力検査。

距離の近いものをみるときには凸レンズの使用で矯正する。

5）弱視　amblyopia

出生してから視力は視覚による物体認識によって発達していくが，何らかの原因ではっきりものを見ることができず，視力が発達しないことによる視力障害。斜視，屈折異常（遠視）によるものがある。

乳幼児期に細かいものが見えづらい。

視力検査。

健康な眼に眼帯をして視力の出ない眼を使うことで視力回復を訓練する方法（遮蔽法）や弱視用眼鏡の装用で治療をする。

（5）眼位の異常

● 斜視　strabismus

眼の筋肉の発育異常，遠視による斜視の場合は屈折異常などにより，両方の眼で物体を見るときに一方の眼が目標からはずれてしまう状態をいう（眼位異常）。

両眼で目的物体を認識できないために弱視となる。

他覚的・自覚的眼位検査，眼球運動検査，両視機能検査で診断する。

　治　療

小児の場合は視力機能が完成する学童期までに屈折矯正用眼鏡による眼位の矯正を行う。手術も選択される。

（6）水晶体の疾患
● 白内障　cataract

　定　義

本来透明な水晶体が白く濁り，自覚症状のないまま徐々に視力障害を起こす状態。加齢に伴う老人性白内障は原因がはっきりしないが，頻度が高い疾患である。水晶体が先天的に濁る先天性白内障は，妊娠3カ月期内の風疹の罹患による先天性風疹症候群が原因で起こる。その他全身疾患に伴う白内障がある。

　症状と経過

初期には自覚症状はほとんどないが，やがてものがはっきり見えなくなる。両眼性が多い。

　検　査

徹照法，斜照法，細隙灯顕微鏡検査で診断する。

　治　療

薬物治療は進行を遅らせる程度なので，水晶体を摘出して眼内レンズを挿入する。

（7）眼圧の異常
● 緑内障　glaucoma

　定　義

本来，眼球の丸さ（形態の保持）は眼球内からの圧力（眼圧）によって維持され，これは，眼房水の循環によって一定に保持されている。眼房水の循環がうまくいかなくなると高眼圧となる。原発性緑内障は眼圧が上がり，網膜を圧迫することで視力の低下，視野の異常など視機能が障害されることをいう。眼圧が正常な状態の正常眼圧緑内障もある。

　症状と経過

急性に発症する緑内障は，激しい眼痛，頭痛，悪心・嘔吐などとともに視力の急激な低下を認める。慢性の緑内障は自覚症状がないまま進行し，視力低下や視野異常により自覚する。

　検　査

眼圧検査（触診法，圧平眼圧測定）で診断する。

　治　療

急性緑内障では縮瞳薬や炭酸脱水酵素阻害薬の点眼により眼圧を下げる。

（8） 眼瞼の疾患

1） 麦粒腫（ものもらい）　hordeolum（図 2 - 25）

定　　義

　黄色ブドウ球菌などにより眼瞼の縁や眼瞼表面の皮膚にできる急性化膿性炎症。瞼板腺（マイボーム腺）にできるものを内麦粒腫，睫毛腺にできるものを外麦粒腫という。

症状と経過

　眼瞼に腫瘤ができ，赤くなって腫れ，圧痛があるが，やがて膿点が現れる。

検　　査

　開瞼法，眼瞼反転，細隙灯顕微鏡検査。

治　　療

　抗生物質の点眼および服薬。膿点ができたら切開し排膿する。

2） 霰粒腫　chalazion（図 2 - 25）

定　　義

　瞼板腺やツァイス腺の分泌の貯留や梗塞が原因となって腫瘤ができ，発症する慢性の肉芽腫性炎症。

症状と経過

　痛みのない粟粒から大豆ぐらいの大きさの腫瘤が瞼の下にできるが，発赤や腫れはない。しだいに大きくなる。

検　　査

　開瞼法，眼瞼反転で診断する。

治　　療

　細菌に感染して炎症を起こすと麦粒腫瘤と同様の症状となるので，切開して摘出する。痛みはなくても大きくなった場合も摘出する。

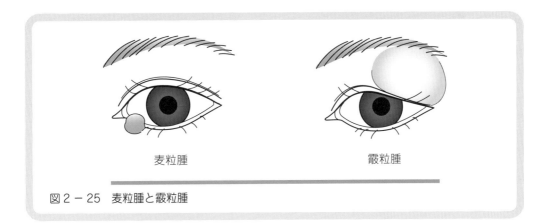

麦粒腫　　　　　　　　　　　霰粒腫

図 2 - 25　麦粒腫と霰粒腫

（9）涙器の疾患

1）単純ドライアイ　dry eye

定　義

　涙器は涙道と涙腺からなり（図2−26），涙液は角結膜を潤すことで乾燥を防ぎ，角膜の透明性を保つほか，異物を洗い出し排除する働きをもつ。この涙液の分泌が減少したために結膜や角膜が乾いた状態をいう。近年，長時間パソコン画面を見る仕事で，まばたき回数が減ることによるドライアイが増えている。

症状と経過

　眼の瘙痒感，眼精疲労，異物感など。

検　査

　涙液分泌検査。

治　療

　根治療法はなく，人工涙液やヒアルロン酸点眼が主体である。

2）シェーグレン症候群　Sjögren syndrome によるドライアイ

定　義

　シェーグレン症候群は自己免疫疾患であり，全身の外分泌腺に炎症が起こるために涙腺が腫脹して分泌量が減り，乾燥性角結膜炎などを起こす。

症状と経過

　眼の乾燥，羞明，充血がみられる。

検　査

　涙液分泌検査。

治　療

　免疫抑制薬や副腎皮質ホルモン薬の服用，人工涙液の点眼。

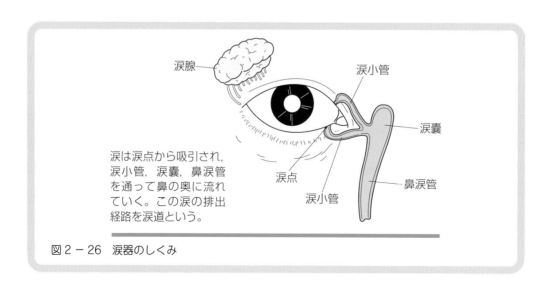

涙は涙点から吸引され，涙小管，涙嚢，鼻涙管を通って鼻の奥に流れていく。この涙の排出経路を涙道という。

涙腺　涙小管　涙嚢　涙点　涙小管　鼻涙管

図2−26　涙器のしくみ

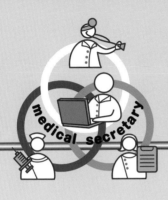

その他の領域

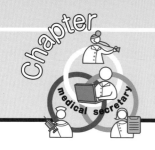

3 小児疾患の診断と治療

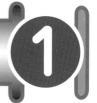

　子どもの疾患には，先天性疾患と後天性に発症する疾患と分けて考える必要がある。先天性疾患には，形態異常を伴い，生後ただちに手術を必要とする場合，または適切な時期になるまで手術を待機する場合や，遺伝的要因や染色体の異常による場合，栄養の面などに留意が必要な代謝異常などがある。後天性疾患は感染症が多く，保育所，幼稚園，学校などでの集団感染があり，突然発症して進行も早い。

消化器疾患　①

　消化器のしくみと働きについては，p.23，24 ならびに新 医療秘書医学シリーズ『2 基礎医学』，『3　臨床医学Ⅰ－内科』参照のこと。

1）肥厚性幽門狭窄症　pyloric stenosis

　　定　　義

　幽門部筋層の肥厚による通過障害である（図3－1）。

　　症状と経過

　生後2～4週から激しい嘔吐が出現する。症状が継続すると，体重が減少し，代謝性アルカローシス，低カリウム血症など，電解質異常が出現する。

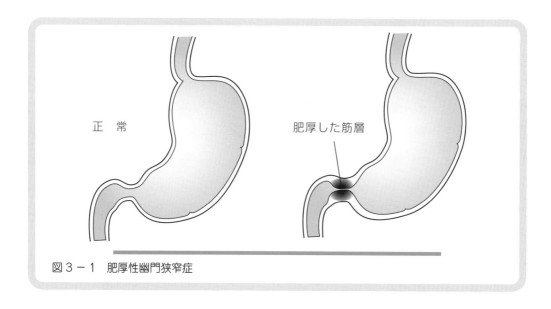

正　常　　　　　　　　　肥厚した筋層

図3－1　肥厚性幽門狭窄症

<u>検　　査</u>

腹部超音波検査（腹部エコー），腹部X線検査。

<u>治　　療</u>

脱水と電解質の状態を補正したのち，根治的には，外科処置を基本とする。

2）乳児下痢症　infantile diarrhea

<u>定　　義</u>

急性胃腸炎，急性大腸炎など，乳児に起こる下痢症の総称。

<u>症状と経過</u>

下痢症状のみの単一症候性下痢症と，下痢，食欲不振，体重減少，不機嫌，嘔吐，発熱などの全身症状を伴う急性乳児下痢症がある。また，激しい下痢，循環不全，神経症状のある消化不良性中毒症，下痢が継続し栄養失調を伴う慢性乳児下痢症と，症状で分類される。

<u>検　　査</u>

感染を基本とするため，原因菌の同定が行われる。

<u>治　　療</u>

食事療法と水分補給，抗生物質投与を中心に，必要時，止痢薬，制吐薬などを投与する。

3）腸重積症　intussusception, invagination

<u>定　　義</u>

腸管の一部が肛門側腸管内に入り込んだ状態（図3－2）。回腸が結腸に入り込むことが多く，生後3カ月から3歳未満の男児に発生することが多い。

<u>症状と経過</u>

嘔吐，不穏，顔色不良，間欠的な腹痛が出現する。

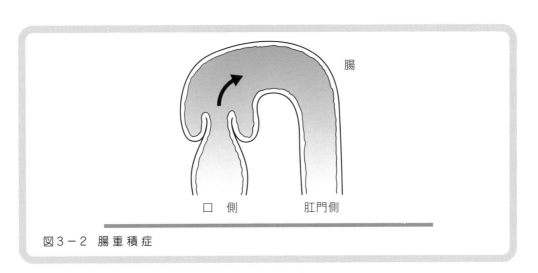

口　側　　　　　肛門側

腸

図3－2　腸重積症

　検　査

　触診により，腹部にソーセージ様腫瘤を触れる。腹部エコーが行われる。

　治　療

　発症直後であればバリウムによる高圧浣腸が行われる。改善がみられない場合は，手術適応となる。

4）鎖肛　anal atresia, imperforate anus

　定　義

　肛門の先天性形態異常により，便の排出に障害が発生している状態。完全に肛門がないものから，位置がずれているもの，膣などに瘻孔として開いているものがある。

　症状と経過

　嘔吐や腹部膨満がみられる。

　検　査

　多くが肛門検温時に発見され，生後 12 時間後に X 線撮影によって，確認される。

　治　療

　緊急に人工肛門を造設し，順調な成長を確認したのち，肛門造設術を行う。

5）先天性胆道閉鎖症　congenital biliary atresia

　定　義

　先天性に肝管，胆嚢管，総胆管が閉鎖している疾患（図 3 - 3）。新生児の生理的黄疸ののち黄疸が徐々に増強することで発見される。1 万人に 1 人程度発症する先天性形態異常である。

　症状と経過

　胆道が閉鎖しているためにビリルビンが肝臓内にうっ滞し，血液内に逆流する。進行すると門脈圧亢進，出血傾向，腹水貯留などを認め，死亡することも多い。

　検　査

　生化学検査により，血中総コレステロール，血中リン脂質（PL）が高値である。超

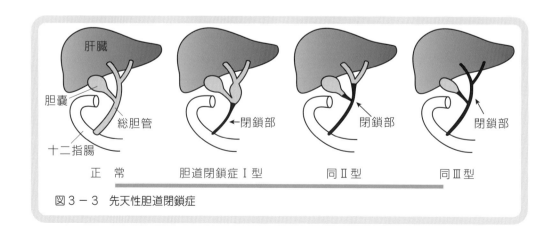

図 3 - 3　先天性胆道閉鎖症

音波検査で診断する。

治　療

　根治には手術が絶対適応であるが，手術後も改善がみられない場合は肝移植が考慮される。

6）臍ヘルニア，鼠径ヘルニア　hernia

定　義

　臍ヘルニアとは腸の一部が臍部，鼠径の欠損部などから脱出して，異常な位置に飛び出す疾患（図3－4）。鼠径ヘルニアは，泣くなど，腹圧がかかることで腸が皮下に脱出する現象をいう。

症状と経過

　臍ヘルニアの多くは自然治癒することが多い。鼠径ヘルニアも外から体腔へ圧迫することで戻すことができる。ときに，腸管が絞扼され，イレウスとなることもある。

治　療

　鼠径ヘルニアは自然治癒することはないため，手術適応となる。

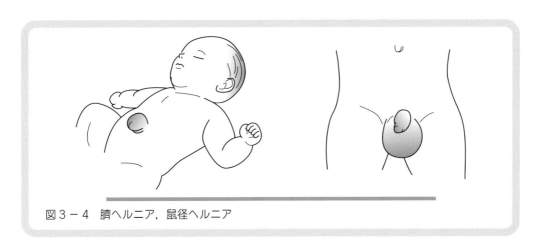

図3－4　臍ヘルニア，鼠径ヘルニア

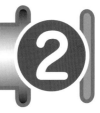

栄養障害 ②

1）肥満症　obesity

定　義

　標準体重に比して20％以上の重い体重を肥満と定義する。過食，運動不足によって発症する単純性肥満と，何らかの疾患を原因とする症候性肥満に分類される。

　肥満は小児期より2型糖尿病，脂質異常，血圧上昇などの生活習慣病の原因となる体質を形成し，さらに発症してしまう。

治　療

　症候性肥満に対しては，原因となる疾患の治療が第一選択であるが，単純性肥満では，糖質・脂質を減らした食事指導や運動療法が行われる。

2）ビタミン欠乏ならびに過剰症

　表3-1にビタミン欠乏症，表3-2に過剰症の，原因，症状，治療をまとめた。
　検査としては，血中ビタミン濃度の測定が行われる。

表3-1　ビタミン欠乏症

	原　因	症　状	治　療
ビタミンA	摂取量不足，胆汁欠乏，肝障害，下痢，急性感染症	夜盲，眼球乾燥，角膜軟化症，皮膚角化症	ビタミンAの大量投与
ビタミンD	ビタミンD欠乏によるカルシウムとリンの代謝障害	くる病，X脚，O脚，胸郭の変形	ビタミンDの大量投与
ビタミンE	低出生体重児	未熟児溶血性貧血，下肢の浮腫，神経症状	ビタミンEの投与
ビタミンK	摂取不足，肝障害，抗生物質の連用	新生児出血傾向	ビタミンK投与，新鮮凍結血漿輸血
ビタミンB$_1$	摂取不足の母親の母乳摂取	脚気（食欲減退，嘔吐，頻脈からときに四肢の強直，痙攣，嗜眠となる）	ビタミンB$_1$投与
ビタミンB$_2$	摂取不足，下痢，抗生物質の長期投与	皮膚・粘膜移行部での病変	ビタミンB$_2$投与
ニコチン酸	摂取不足	下痢，食欲不振，無欲状顔貌，皮膚の発赤，色素沈着，意識混濁，認知症	ニコチン酸投与
ビタミンB$_6$	ビタミンB$_6$依存症	腹痛，嘔吐，下痢，痙攣	ビタミンB$_6$投与
葉酸	内分泌異常など	巨赤芽球性貧血	葉酸投与
ビタミンB$_{12}$	摂取不足，長期の抗生物質使用	貧血	ビタミンB$_{12}$投与
ビタミンC	人工乳栄養児で発症したことがある	壊血病（四肢の疼痛，出血，歯の脱落，貧血）	ビタミンCの投与および，食事指導

表３－２　ビタミン過剰症

	原　因	症　状	治　療
ビタミンA	ビタミンAの長期投与	悪心・嘔吐，嗜眠，食欲減退，骨幹部分の肥厚	ビタミンAの投与中止
ビタミンD	ビタミンDの大量投与	食欲減退，体重減少，不機嫌，痙攣，高カルシウム血症，高カルシウム尿症となり，腎障害へと進行する	ビタミンDの投与中止
ビタミンE	ビタミンEの大量投与	出血傾向	ビタミンEの投与中止
ビタミンK	ビタミンKの大量投与	血栓傾向	ビタミンKの投与中止

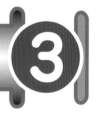

呼吸器疾患 ③

　呼吸器のしくみと働きについては，p.13, 14 ならびに新 医療秘書医学シリーズ『2　基礎医学』，『3　臨床医学Ⅰ－内科』参照のこと。

1）感冒（かぜ症候群）　common cold

定　義
　上咽頭と鼻咽頭の感染性炎症性疾患で，90％以上がウイルス感染症である。

症状と経過
　鼻炎症状，咽頭痛，咳嗽・痰で始まることが多く，次いで他のさまざまな症状が出現することがある。消化器症状としては嘔吐，下痢，腹痛。全身症状としては頭痛，関節痛，筋肉痛，皮膚の症状としては発疹を伴う場合がある。

検　査
　鼻汁，咽頭ぬぐい液，喀痰の培養を行うことで原因菌を同定する。

治　療
　保温と安静が基本であるが，細菌感染が疑われた場合は抗生物質を投与する。

2）急性咽頭炎（手足口病）　hand foot and mouth disease

定　義
　コクサッキーウイルスA群，エンテロウイルスによる感染症。幼児の発疹性熱性疾患で感染力の強い感染症。

症状と経過
　潜伏期は３〜７日で，発熱などかぜ様の症状が出現する。口腔粘膜に口内炎，手のひらや足の裏には紅斑が生じ，後に水疱となり２〜３日で痂皮化し，約１週間で消失する。

治　療

対症療法のみである。

3）扁桃周囲炎　peritonsillitis

定　義

急性咽頭炎のうち，特に扁桃に高度の発赤・腫脹を認めるもの（図3-5）。A群溶血性連鎖球菌の感染症のこともある。

症状と経過

高熱を出すことが特徴的であり，嘔吐がみられることもある。A群溶血性連鎖球菌への感染の場合は，合併症として急性腎炎，リウマチ熱が出現することがある。

検　査

喀痰培養を行うことで原因菌を同定する。

治　療

A群溶血性連鎖球菌による感染症の場合は，ペニシリン，セフェム系の抗生物質を長期的（10日以上）投与する。

4）急性喉頭炎（仮性クループ）　subglottic laryngitis

定　義

主にパラインフルエンザによる感染症である。

症状と経過

発熱のほかに，声門近くに炎症部位があるため吸気性喘鳴，嗄声，犬吠用咳嗽を認める。これらの症状をクループという。夜間睡眠中に突然症状が出現し，夜明けとともに寛解することが多い。

治　療

安静・加湿が基本であり，喉頭浮腫による呼吸困難に対し，アドレナリンの吸入が行われる。重篤な児にはステロイド療法が行われることもある。

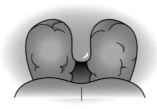

図3-5　扁桃周囲炎

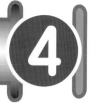

腎　疾　患

泌尿器のしくみと働きについては，p.37 ならびに新 医療秘書医学シリーズ『2　基礎医学』，『3　臨床医学Ⅰ－内科』参照のこと。

● **ウィルムス腫瘍　Wilms tumor**

定　義

小児の腎に発生する悪性腫瘍。

症状と経過

高血圧や血尿がみられることで発見されることが多い。治療による予後はよい。

検　査

超音波検査で判定のうえ，CT（または MRI）で転移を判断する。生検はほとんど行わない。

治　療

手術療法と放射線療法，化学療法を組み合わせた治療が行われる。

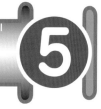

アレルギー疾患

● **気管支喘息　bronchial asthma（小児喘息）**

定　義

アレルギーを引き起こすアレルゲン（ダニ，カビ類，動物上皮など，抗原ともいう）を吸い込むことによって，気道粘膜上でのアレルギー反応の結果，細気管支の攣縮・粘膜の浮腫・分泌物の増加を認め，呼吸困難を主体とする症状が出現する病態。

症状と経過

夜間から明け方に咳嗽（がいそう）を伴う呼気性の喘鳴，呼吸困難が出現することが多い。増強すると不穏，起坐呼吸，重症化するとチアノーゼが出現する。発作の誘因としては，アレルゲンの吸入のほか，感染，気象変化，ストレスなどがある。

検　査

血液検査によって，特異抗原が確定される。一般的にダニが原因の場合が多い。

治　療

副腎皮質ステロイド薬の吸入が第一選択である。発作時には気管支拡張薬などが積極的に投与され，必要に応じ，副腎皮質ステロイド薬の全身投与を行う。また予防が重要

であり，アレルゲン同定後のアレルゲンからの除去，環境の清浄化が重要で，抗アレルギー薬も基礎治療として用いる。

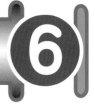

皮膚疾患 ⑥

皮膚のしくみと働きについては，p.93，94参照のこと。

1）伝染性膿痂疹（とびひ）　impetigo contagiosa

定　義

主に黄色ブドウ球菌の感染による，夏季に多い皮膚の化膿性病変。水疱や膿疱ができ，それが破れ，他の部位に触ることによって体中に広がる感染性の疾患。保育園や幼稚園での集団発生がある。

症状と経過

水疱が破れてびらんとなるのが特徴で，痂皮性のものは，水疱や膿疱ができたあと，かさぶたになる。治療によって他の部位への広がりを抑えていくが，治療しない場合は完治を望めない。

検　査

創傷部の菌の同定を行うが，大半はブドウ球菌，連鎖球菌である。

治　療

清潔が最優先である。感染源となっている菌に対応した抗菌薬の服用ならびに局所療法を行う。

2）伝染性軟属腫（水いぼ）　molluscum contagiosum

定　義

伝染性軟属腫ウイルスによる感染症。プールなど，児の集団活動によって感染することが多い。小児の体幹，四肢，ときに顔面にイボ状の丘疹がみられる。

症状と経過

数カ月～1年ほどで自然治癒するが，他者への感染力が強いため，治療が必要になる。一度感染し，しっかりと免疫を獲得すれば，再感染はしない。

治　療

鑷子による摘除または40%硝酸銀の塗布法が行われる。

神経・筋疾患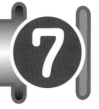

神経・筋のしくみと働きについては，p.7, 8 ならびに新 医療秘書医学シリーズ『2 基礎医学』，『3　臨床医学Ⅰ－内科』参照のこと。

1）熱性痙攣　febrile convulsion

定　義

中枢神経系や頭蓋内に外傷などの異常がない乳幼児が，発熱時に意識混濁とともに全身痙攣を認める状態。

症状と経過

1歳以降の幼児で発症することが多く，一般的に体温の上昇時および下降時に発症する。高熱であっても，体温に変動がないと安定している。また，平熱時にはまったく異常はなく，発熱時の痙攣も5歳までにはほとんど消失する。少数であるが，てんかんへの移行も確認されている。

治　療

反復の可能性のある児に対しては，予防的に抗痙攣薬が使用される。また，発作が終了し短時間であっても何らかの障害が残るような場合は，てんかんへの移行に注意する。

2）憤怒痙攣　breath-holding spells

定　義

6カ月～1歳6カ月頃の児にみられる啼泣後の痙攣発作。欲求不満や怒りにより，呼気の最終に息を止めてしまうためにチアノーゼとなり，脳の虚血を引き起こす。

症状と経過

意識喪失し，四肢の伸展がみられるが10秒以内に意識を回復し，啼泣を再開する。治療は不要で5～6歳までには消失する。

治　療

行わない。

3）てんかん　epilepsy

定　義

脳神経の異常放電による病態。発病は，遺伝的要因の可能性が強いが，全く因果関係が不明のもの，外傷に伴うものとさまざまで，なぜ異常放電するかに関してはいまだ明らかではない。両側の大脳半球の障害による大発作，大脳半球の一部の異常による部分発作に大別される。

症状と経過

痙攣を伴うものから，行動異常や知覚異常，意識消失など，さまざまな症状がある。

乳児期から小児期に発症することが多く，自然に発作がみられなくなるものもあるが，多くは難治性である。

> 検　査

脳波検査によって診断される。

> 治　療

抗てんかん薬の内服治療が行われ，近年は通常の日常生活が可能になってきている。

4）急性脳症　acute encephalopathy

> 定　義

急激に発症する脳機能不全。ウイルス感染など，原因がはっきりしているものもあるが，ほとんどが原因不明である。1 ～ 2 歳での発症が多い。

> 症状と経過

嘔吐，不機嫌を認め，高熱を発する。脳全般の浮腫がみられるが，炎症症状は認めない。意識障害が急激に進行し，痙攣を伴い，約 30％ が死亡する。また，救命した場合も何らかの後遺症を高率に認める。

> 検　査

髄液検査が行われ，炎症症状が否定される。

> 治　療

頭蓋内圧を下げるための投薬治療がなされ，人工呼吸管理下とする。

5）脳性小児麻痺　cerebral palsy（CP）

> 定　義

胎児期から新生児期に，何らかの原因によって生じた脳病変によって発症する。運動と姿勢の異常が認められる。

> 症状と経過

脳の異常部位の違いなどによって，痙直型（片麻痺，両麻痺，四肢麻痺），不随意運動型，その他（筋緊張低下型，失調型）に分類される。

> 治　療

早期からのリハビリテーションが必要となる。また家族への支援も必要となり，必要時福祉機関への引き継ぎも行う。

6）精神遅滞　mental retardation

> 定　義

先天性疾患（先天性代謝異常，先天性内分泌異常）や染色体異常などによって，知的機能の低下（IQ（知能指数）70 以下）が認められるもの。

> 症状と経過

乳幼児では発達遅延として症状が出現し，周囲への関心や模倣の欠如，言語発達遅滞がみられる。

検　査

知能検査（発達検査）を行うとともに，原因の究明が行われる。

治　療

身体的な合併症がある児も多いため，同時に治療が行われる。身体的に安定してから
は，社会福祉などの支援が必要となる。

7）自閉症　autism

定　義

発達障害の一つ。3歳までに発症し，言語に関する異常が出現する。運動機能の異常
は認められないが，同一性への執着が強く，親を含む他者への反応や興味が欠如する。
多くの場合，精神発達遅滞を伴う。

治　療

行動療法，対人関係訓練などの教育課程が必要となる。

8）注意欠如・多動症　attention deficit hyperactivity disorder：ADHD

定　義

落ち着きなく動き回り，集中力が欠如し，行動を抑制されたり否定されると癇癪を起
こす。脳の機能的障害の一つと考えられている。

症状と経過

発達とともに症状の改善がみられることもあるが，社会性，協調性に乏しく，反社会
的な行動を起こしてしまうこともある。

治　療

行動療法や服薬治療が行われる。

9）チック　tic

定　義

不随意的に反復する運動または発声。

症状と経過

まばたき，首を振る，咳払いなどさまざまに反復する運動がみられ，ときに意味のな
い発声をする。

治　療

周囲の認容が重要であり，より強いストレスを与えないようにする必要がある。

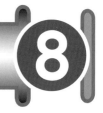
1）口唇裂　cleft lip，口蓋裂　cleft palate

定　義

　6,000 〜 10,000 例に 1 例の割合で出現する先天性形態異常。口唇裂とは，胎生 6 週〜8 週の間に口唇を形成する上顎突起と内側鼻突起がうまく癒合できずに口唇が割れてしまうことである。顎まで割れてしまうものを口蓋裂という（図 3 − 6）。

症状と経過

　哺乳力が保持できず，栄養管理が必要となる。出生直後から乳児に特殊な乳首を装着させたり，口唇裂・口顎裂専用の哺乳瓶による哺乳をする。口蓋裂では言語形成が難しくなるので，発達の具合に合わせて形成手術の時期を決めていく。

治　療

　口腔外科，形成外科による形成手術を 1 〜 2 歳までの間で行う。場合によって言語聴覚士（ST）による発声リハビリテーションを行う。

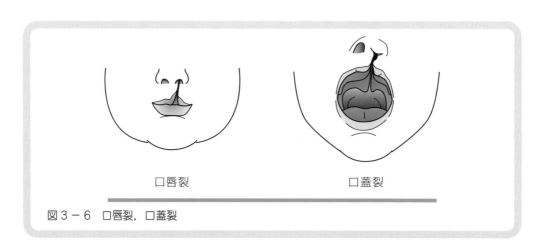

口唇裂　　　　　　　　　　　　　口蓋裂

図 3 − 6　口唇裂，口蓋裂

2）ダウン症候群　Down syndrome

定　義

　21 番染色体の過剰による染色体異常（図 3 − 7）。1,000 名に 1 名の割合で出現する。母親の妊娠時期の高齢化に伴い発症率は上昇する。

症状と経過

　小眼で両眼の間隔が広く，鼻根部が低いという特有の顔貌を呈する。1866 年にこの

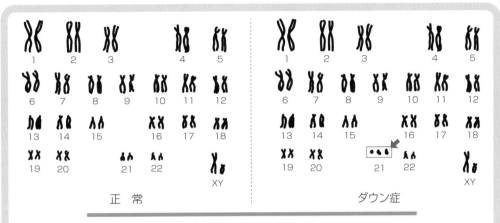

図3-7　正常な染色体とダウン症候群の染色体（典型例）

図は，ダウン症と健常人の染色体の違いを模式的に表している（常染色体（性染色体以外の染色体，22対44本）も性染色体も，ヒトそれぞれ染色体の見え方は異なり，全く同じ形態ではない）。

この図では23番目にある性染色体がXYの組み合わせなので男性である。女性の場合はXXの組み合わせとなる。

病気を発見した英国人ジョン・ダウンは，この顔貌が白人から見たモンゴロイド（黄色人種）の顔の特徴を示していることから，差別的な意味を込めモンゴリズム（蒙古症）とよんだ。巨舌となることもある。精神・運動，言語の発達遅滞があり，低身長となる。合併症として，先天性心疾患，臍ヘルニア，十二指腸狭窄などがみられることが多い。

【 検　査 】

妊娠中に出生前診断で染色体検査を，児に対しても染色体を調べることで診断される。

【 治　療 】

合併症に対しての治療のみ行われる。

3）フェニルケトン尿症　phenylketonuria：PKU

【 定　義 】

常染色体潜性遺伝性の先天異常。フェニルアラニン水酸化酵素の活性欠損，低下により起こる。7万人に1人の割合で出現する。

【 症状と経過 】

放置すれば体重増加の停止，精神運動発達遅滞，痙攣をきたす。皮膚は白く，毛髪は赤毛となる。

【 検　査 】

ガスリー法によるスクリーニングテストが行われる。

【 治　療 】

早期に発見し，フェニルアラニンの含有量の少ない治療用特殊ミルクに切り替えることで，知能障害や痙攣を防ぐことができる。

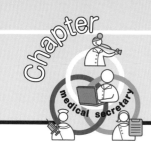

4 産科・婦人科

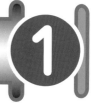

女性の性周期

　女性は成熟期になると，一定の間隔で繰り返される性周期が確立する。性ホルモンの変動に伴い，卵巣，子宮内膜などが可逆的に成熟と退縮を反復する月経という形で性周期が生じる。

女性の性周期の変化と調節機構

①視床下部から下垂体前葉に向かって，ゴナドトロピン放出ホルモンが分泌。

↓

②下垂体前葉から卵胞刺激ホルモンが放出され，卵胞を刺激する。

↓

③卵胞が発育し，卵胞ホルモンの分泌が高まる。

↓

④子宮内膜の増殖，下垂体からの黄体化ホルモンの分泌の上昇。
　卵胞が十分に発育すると，黄体化ホルモンの分泌量が急上昇し，排卵する。

↓

⑤排卵後，卵胞は急速に黄体化し，卵胞ホルモン（エストロゲン）に加え黄体ホルモン（プロゲステロン）が分泌される。プロゲステロンの分泌時期には体温が上昇する。この現象を基礎体温の周期的変化という。

基礎体温

月経

2　4　6　8　10　12　14　16　18　20　22　24　26　28　2
月経周期（日）

↓

⑥黄体ホルモンの作用により，子宮内膜は着床，発育に適した環境へと変化する。

↓

⑦妊娠が成立しなければ，黄体は退縮し，卵胞ホルモンと黄体ホルモンの量が減少

し，着床準備に入っていた子宮内膜が剝がれ，脱落して月経となる。

妊娠・分娩の経過 ②

1 妊　娠

（1）妊娠の成立

　　妊娠（pregnancy）とは，卵子と精子が結合（受精）した受精卵が子宮に着床し，発育を続ける状態をいう。妊娠は，①排卵，②卵子が卵管に移動，性交為の後，③射精，④精子の女性性器内の通過，⑤卵管膨大部での受精，⑥受精卵の子宮腔への移動，⑦子宮内膜への着床，の7つの要件をすべてクリアすることで，初めて成立する（図4－1）。

（2）妊娠の症状と診断

　　妊娠すると月経は停止し，妊娠反応によって妊娠が確定できる。

　　妊娠期間中は定期的に検診が行われ，胎児の成長と位置などは超音波検査を用いて，また，心拍数を確認する。また母体では，病変の有無が確認される。

（3）胎児の発達と付属物

　　子宮内膜に着床すると，受精卵は細胞分裂を繰り返し，受精卵の周囲を取り巻くよう

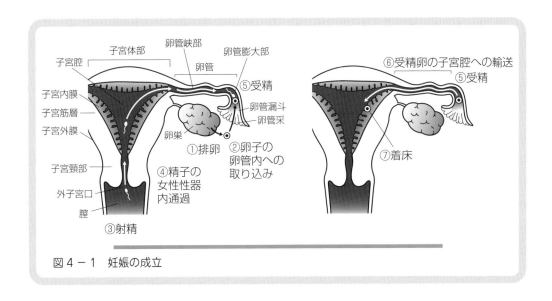

図4－1　妊娠の成立

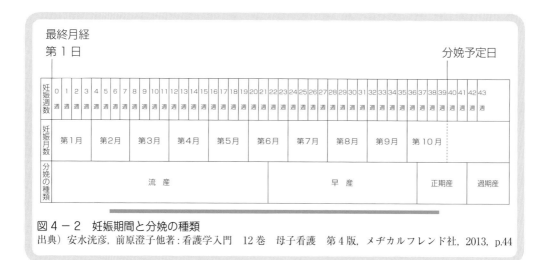

最終月経
第1日   分娩予定日

妊娠週数	0週	1週	2週	3週	4週	5週	6週	7週	8週	9週	10週	11週	12週	13週	14週	15週	16週	17週	18週	19週	20週	21週	22週	23週	24週	25週	26週	27週	28週	29週	30週	31週	32週	33週	34週	35週	36週	37週	38週	39週	40週	41週	42週	43週
妊娠月数	第1月				第2月				第3月				第4月				第5月				第6月				第7月				第8月				第9月				第10月							
分娩の種類	流産																						早産														正期産				過期産			

図4-2 妊娠期間と分娩の種類
出典）安水洸彦, 前原澄子他著：看護学入門　12巻　母子看護　第4版, メヂカルフレンド社, 2013, p.44

につくられた栄養胚葉は絨毛膜となり，子宮内膜に進行して胎盤を形成する。また胎児
へと成長する胎芽胚葉は，外胚葉，中胚葉，内胚葉となり，それぞれの胚葉から臓器が
つくられていく。

　胎児の月齢は最終月経第1日から数え出し，週数と日数で示される。出産時期により，
流産，早期産，正期産，過期産に分類される。分娩予定日の算出法は，28日型が一般的で，
最終月経から280日目とされる。基礎体温で算出する場合は，低温最終日（排卵日）に
266日を加えた日とする（図4-2）。

　胎児が発達するためには，胎盤，臍帯，卵膜，羊水が必要になる。胎盤と胎児の間では，
母親からの酸素や栄養素を胎盤を経由して胎児へ，老廃物を胎児から臍帯を通して胎盤
へ移動させている。また卵膜は胎児と羊水を包むように存在し，胎児を外傷から防いで
いる（図4-3）。また胎児は母体の子宮の中で羊水に浮かぶように存在しているため，
十分な運動ができ，発育を促す環境となっている。

2 分　　娩

　正常の分娩(labor / delivery)は，胎児および付属部が産道を通り，母体の娩出力によっ
て児が体外に排出されることによって成立する。胎児および付属物，産道，娩出力を分
娩の3要素という。

　分娩は，初産婦の場合は平均12〜15時間ほどの時間を要する。

3 産　　褥

　産褥（puerperium / postpartum）とは分娩後，母体が妊娠前の状況に戻るまでの期

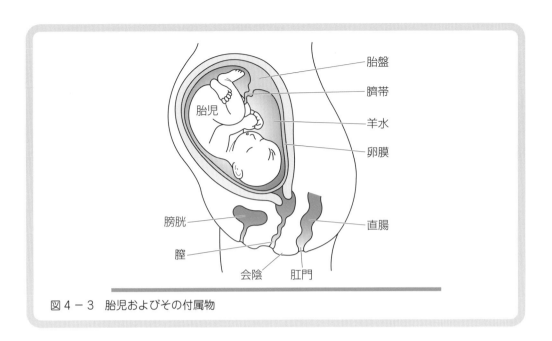

胎盤
臍帯
胎児
羊水
卵膜
膀胱
直腸
膣
会陰　肛門

図 4 - 3　胎児およびその付属物

間をいい，およそ 6 〜 8 週間を要する。

　分娩直後の子宮は約 1kg の重さがあり，定期的な収縮を繰り返すことで，子宮や膣からの排泄物を体外に排出する。この分娩後の収縮を後陣痛といい，排泄物を悪露という。悪露が排泄され，定期的に収縮し続けることで，子宮の大きさはほぼ 6 週間で妊娠前の拳大に戻る。

異常妊娠・異常分娩 ③

1 異常妊娠

1）妊娠高血圧症候群　hypertensive disorders of pregnancy：HDP

定　義

　妊娠 20 週〜分娩後 12 週の間に，高血圧，または高血圧に蛋白尿を伴う症状の出たもので，他の疾患によるものでない場合を，妊娠高血圧症候群と定義する。妊婦にこれらの症状が出現するのは，妊娠の負担により恒常性の維持が保たれなくなったことを意味する。全妊娠の 3 〜 5％を占め，周産期死亡の原因の一つである。

症状と経過

　妊娠 20 週以降に高血圧と蛋白尿がみられる妊娠高血圧腎症，高血圧だけの妊娠高血

圧などがあり，重症例は加重型妊娠高血圧腎症といい，子癇発作のリスクとなる。

> 治　療

　母体急変の予防と妊娠の継続を目的とした治療が行われる。安静の確保，塩分・カロリーの制限が行われ，降圧薬も適切に使用される。

2）妊娠悪阻　hyperemesis gravidarum

> 定　義

　つわりのこと。

> 症状と経過

　妊娠初期にみられる嘔気・嘔吐。体重減少，脱水，ケトン尿などがみられた場合を重症妊娠悪阻という。

> 治　療

　空腹時に症状が出ることが多いため，何回にも分けた食事を勧める。重症妊娠悪阻に対しては，点滴，入院管理が必要となることもある。

3）妊娠貧血　anemia of pregnancy

> 定　義

　妊娠中に起こる貧血の総称。

> 症状と経過

　妊婦の貧血は，胎児の発育遅滞，微弱陣痛，低出生体重児などの原因となる。胎児発育途上で，鉄分の必要性が増すためである。

> 検　査

　血液検査によって，貧血の有無を確認する。

> 治　療

　生活指導，特に食事療法を主体とした指導が重要である。

4）多胎妊娠　multiple pregnancy

> 定　義

　同時期に2人以上の児が存在する妊娠のこと。

> 症状と経過

　妊娠高血圧症候群や貧血の発生原因となることもあり，また早産の原因となる。

> 検　査

　超音波検査によって確認される。

> 治　療

　分娩までの緻密な観察が必要となる。また低出生体重児となる可能性も高いため，新生児集中治療室（NICU）を有した病院での出産が必要となる。

5）胞状奇胎　hydatidiform mole

> 定　義

　胎盤をつくる絨毛組織が異常に増殖したもの。

症状と経過

つわりの出現がみられ，切迫流産の症状がある。また，絨毛上皮腫に移行するリスクがある。

検　査

超音波検査で確認される。

治　療

早期に子宮内容を完全に除去（掻爬）する。ときに子宮の全摘手術が行われることもある。胞状奇胎は再発の可能性があるため，一定期間の避妊が必要である。

6）子宮外妊娠　extrauterine pregnancy

定　義

正常の子宮内膜以外の部分に着床した妊娠のこと（図4－4）。

症状と経過

不正性器出血，下腹部痛がみられるが，激しい腹痛は卵管の破裂の可能性があり，ときに腹腔内出血によるショックを認める。

検　査

超音波検査によって診断する。

治　療

着床部位にもよるが，多くが外科処置を要し，卵管への着床の場合は，卵管ごと摘出されることもある。

7）前置胎盤　placenta previa

定　義

受精卵の着床部位が子宮口の近くとなってしまったために，子宮口近くに胎盤ができ

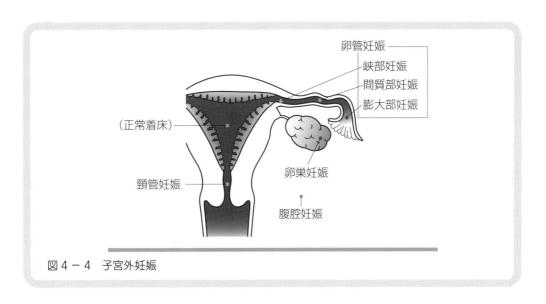

図4－4　子宮外妊娠

てしまった状態（図 4 - 5）。

症状と経過

　妊娠経過中に無痛性に突然胎盤が剥離することがあり，この場合は大量出血となり，母児ともに生命にかかわることとなる。

検　査

　超音波断層法で早期に発見する必要がある。

治　療

　妊娠 30 週以前に診断し，入院による安静管理がなされ，37 〜 38 週目に帝王切開による出産となる。

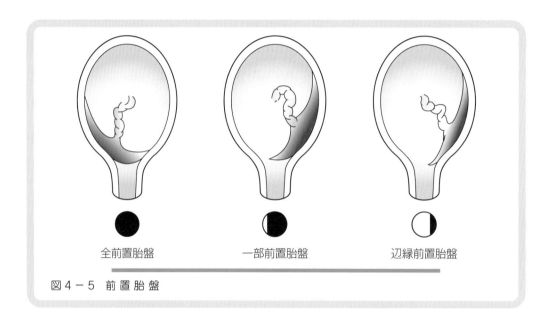

| 全前置胎盤 | 一部前置胎盤 | 辺縁前置胎盤 |

図 4 - 5　前置胎盤

2 異常分娩

1）帝王切開術　caesarean section：CS

　分娩時，母体や胎児に異常があり，通常の分娩では危険が生じると判断されたときに行われる緊急手術による分娩法。

2）吸引分娩　vacuum extraction delivery，鉗子分娩　forceps delivery

　分娩経過中に胎児や母体に異常が出現し，早急に胎児を娩出する必要があると判断されたときに行われる処置。吸引カップや鉗子を胎児の頭部に装着し，ゆっくりと牽引する方法。胎児の頭部に産瘤（図 4 - 6）や鉗子による外傷が発生することがあるため，あまり用いられない。

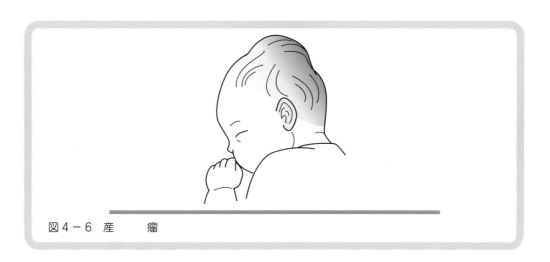

図4−6 産　　瘤

3）会陰切開術　episiotomy

　　分娩時の会陰裂傷を防ぐため，娩出を速やかに容易にするために行われる。会陰をせん刃で切開する。

③ 産褥期の異常

1）産褥熱　puerperal fever

定　義

　　分娩時の性器への感染を原因とした炎症性の発熱の総称。

症状と経過

　　上行性に炎症が進行して重症化することが多く，また，感染により敗血症（細菌感染による全身に及ぶ臓器障害）となることもある。発熱のほか，疼痛，悪露の異常が認められる。

治　療

　　抗菌薬の投与が行われる。産褥期での清潔保持に心がけることが予防につながる。

2）子宮復古不全　subinvolution of uterus

定　義

　　産褥期に子宮復古がスムーズに進まない状態をいう。分娩後子宮は図4−7のように小さくなっていくが，胎盤片や子宮内膜の炎症などがあると，スムーズに縮少しない。

症状と経過

　　悪性の悪露がいつまでも続いたり，貧血となることもある。

治　療

　　胎盤片などが残っている場合は除去術が行われ，抗生物質と子宮収縮薬が投与されることもある。

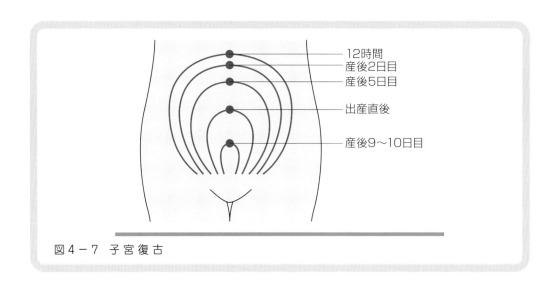

	12時間
	産後2日目
	産後5日目
	出産直後
	産後9〜10日目

図4−7　子宮復古

3）乳腺炎　mastitis

定　義

　褥婦の2〜3%に出現する乳腺の異常。乳汁がうっ滞することで生じるうっ滞性乳腺炎や感染による化膿性乳腺炎がある。

症状と経過

　乳房の腫脹，疼痛，発赤，熱感がみられる。

治　療

　うっ滞性乳腺炎の場合は，乳房マッサージにより乳汁のうっ滞を解消する。化膿性乳腺炎の場合は，授乳を中止し，抗生物質による治療が行われる。

新生児領域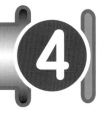

1 新生児とは

　出生し，外界の生活に適合するまでの時期の児を新生児という。生後28日未満の児を新生児といい，そのなかでも最初の7日間の児を早期新生児という。

　娩出時のアプガースコア（表4−1）で児の全身状態を判断する。また新生児期には生理的な大きな変化が生じ，特に早産の低出生体重児では体重が軽く，他の臓器も未発達なため，NICU での管理となる。

表4−1　アプガースコア（APGAR score）

	Appearance 皮膚色	Pulse 心拍数	Grimace 刺激への反応	Activity 筋緊張	Respiration 呼　吸
2点	全身ピンク	100回/ 分以上	泣く	四肢を活発に動か す	活発（泣く）
1点	体幹はピンク，四肢に チアノーゼがみられる	100回/ 分以下	顔をしかめる	四肢をやや曲げる	困難（弱々しく 泣く）
0点	全身蒼白またはチア ノーゼ	0回/分	反応なし	だらりとしている	無

2 新生児疾患

1）頭蓋内出血　intracranial hemorrhage

定　義

分娩時のトラブルを原因とする。無酸素性出血と外傷性出血があり，低出生体重児や新生児仮死に続発してみられることが多い。これらの出血は，分娩の経過中または出産直後にみられることが多いが，生後2〜5日して症状が出現することもある。

症状と経過

チアノーゼと呼吸障害が出現する。呼吸時に呻吟が出現し，筋緊張に異常がみられることがある。出血部位によって，急性水頭症などを併発し，後遺症を残す場合がある。

検　査

バイタルサイン（脈拍，呼吸，体温，血圧，意識）の変化，全身状態などの変化とともに，頭部超音波検査が行われる。

治　療

頭部を高くした安静の保持が重要であり，酸素吸入が行われる。出血部位によっては，手術の適応となる。

2）新生児出血性疾患　hemorrhagic disease of newborn
（新生児メレナ　melena neonatorum）

定　義

ビタミンKの欠乏により，生後2〜4日目頃に吐血やタール便が突然出現する疾患。時に臍部からの出血がみられることもある。

検　査

血液検査により，出血傾向と血中ビタミンKを調べる。

治　療

ビタミンKの投与。重症例では新鮮血輸血が行われる。

3）新生児仮死　neonatal asphyxia

定　義

第1呼吸開始の遅れによる症候群。刺激によって呼吸が開始するものを第1度仮死，呼吸が開始されず，心拍数や血圧の低下がみられるものを第2度仮死という。

症状と経過

第1度仮死の場合は，NICUに入ることもなく順調に成長する場合もあるが，重症例では運動障害などの後遺症が残る場合もある。

検　査

出生直後（生後1分，5分）の身体状況を判定する方法として，アプガースコアによる判定が行われる。

治　療

重症度に応じて，NICUにて治療が行われる。蘇生の後，保温に努め，呼吸管理などが行われる。

4）新生児呼吸窮迫症候群　infant respiratory distress syndrome：IRDS

定　義

肺胞の未発達によって呼吸が開始されても肺胞が虚脱し，換気不全を起こす病態。生後2〜3時間後に症状が出現する。

症状と経過

呻吟，多呼吸や努力性呼吸がみられ，チアノーゼとなる。

検　査

血液ガス分析，胸部レントゲン撮影などが行われる。

治　療

肺胞の表面張力を減少させるために肺サーファクタントの補充療法が行われる。

5）胎便吸引症候群　meconium aspiration syndrome：MAS

定　義

母体内で酸素不足となった胎児は排便することがあり，この胎便の混じった羊水を気管内に吸い込んだことで発生する呼吸障害。

症状と経過

肺気腫，肺炎，高血圧症を合併することがあり，ときに重篤な状態となる。

検　査

出産前に羊水検査が行われる。

治　療

酸素療法が基本であり，多くが改善する。重症例では人工呼吸管理や気管内洗浄が必要となることもある。

6）新生児溶血性黄疸　hemolytic jaundice of the newborn

定　義

母親との血液型不適合などによる溶血（赤血球が破壊されること）によって生後24時間以内に発症する黄疸。

症状と経過

黄疸だけでなく，貧血もみられる。

治　療

交換輸血，光線療法が行われるが，血液型不適合による黄疸の場合，免疫グロブリン（Ig）の大量療法が行われるようになった。

7）未熟児網膜症　retinopathy of prematurity：ROP

定　義

血管増殖性病変が在胎34週未満の早産児の網膜に発生する。高濃度の酸素療法による保育後に発生する場合が多い。

症状と経過

自然寛解する場合がほとんどであるが，出生時体重が極端に少ない場合などは網膜剥離を起こし，失明することもある。

検　査

眼底検査が行われる。

治　療

レーザー光凝固や手術が行われるが，術後の視力回復は期待できない。

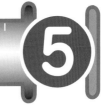

婦人科の主要症状と対応 ⑤

1）月経異常　menstrual anomaly

定　義

月経の周期や量に異常のあるもの。無月経，過多月経，月経困難症などがある。

症状と経過

無月経は，18歳になっても月経がこない原発性無月経と，問題なく復した月経が3カ月以上こない続発性無月経に分かれる。過多月経は，月経血の量が異常に多いことをいう。月経困難症は，月経時の不快症状が強く，日常生活に支障をきたす状態をいう。

検　査

月経異常の種類にもよるが，ホルモン量の検査のほか，子宮筋腫などを原因とする月経血の増多などを認めるため，超音波検査やMRIなどが行われる。

治　療

　無月経や月経困難症ではホルモン薬などの投薬が行われ，過多月経で子宮筋腫が見つかった場合などは手術療法が行われることもある。

2）不正性器出血　atypical genital bleeding

定　義

　月経の時期とは関係なく，性器から出血をみる状態。

症状と経過

　治療せずに完治することはなく，出血量や出血時間によって，貧血となることもある。

検　査

　原因究明のために，ホルモン量の検査のほか，子宮筋腫などがあると月経血の量が多くなるため，超音波検査やMRIなどが行われる。

治　療

　ホルモンのバランスの異常による場合は，基礎体温を基準にホルモン療法を行う。また子宮筋腫などの疾患がある場合は，外科処置が行われる。

3）更年期障害　climacteric disturbance

定　義

　閉経前後に現れるホルモンのバランスの崩れによって生じるさまざまな症状のこと。

症状と経過

　自律神経の失調症状として，のぼせ，顔面紅潮，肩こり，不眠，不安感など，さまざまな症状が出現する。時期がくれば症状は自然に消失するが，日常生活に支障が出るほどの場合もある。

治　療

　必要時にはホルモン療法（HRT：ホルモン補充療法）が行われる。

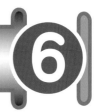

婦人科の代表的腫瘍 6

1）子宮筋腫　uterine myoma

定　義

　子宮にできる良性腫瘍。発生部位によって，さまざまな名称がある（図4－8）。

症状と経過

　成人女性の30％に存在し，自覚症状も出現せず，臨床的には問題にならないことが多い。しかし，児頭大になることもあり，この場合は腹部膨満感などを自覚する。また，内膜近くに出現した筋腫では過多月経を起こし，それに引き続いて貧血となることもある。

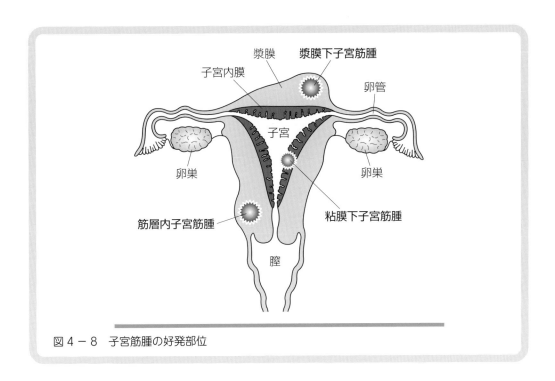

図4-8　子宮筋腫の好発部位

　超音波検査やMRI，子宮卵管造影法などが行われる。

　強度の貧血を起こすような場合は，外科的に摘出される。

2）卵巣腫瘍

　卵巣にできる腫瘍のこと。悪性の場合も2〜3%の確率で存在する。

　大半は無症状のことが多いが，卵管の捻転や破裂が生じ，急性腹症を起こすこともある。

　超音波検査，CT，MRIによる検査が行われる。

　悪性腫瘍の場合は，両側の卵巣摘出術が行われる。また悪性が疑われる場合は，悪性度を考慮に入れて，年齢などを勘案して治療方針が決定される。

3）子宮癌

　子宮にできる悪性腫瘍で，頸部にできる子宮頸癌と体部にできる子宮体癌に大別される。子宮頸癌はヒトパピローマウイルスによる感染で引き起こされ，30〜50歳が好発

年齢である。子宮体癌は閉経後に発症することが多い。

症状と経過

不正性器出血が初発症状である。進行すると，癌腫の圧迫などにより，さまざまな症状が出現する。

検　　査

超音波検査や MRI，子宮卵管造影法などが行われる。

治　　療

子宮の全摘出術，卵巣卵管の摘除が基本であり，早期手術での 5 年生存率は約 90％である。

4）子宮内膜症　endometriosis：EM

定　　義

子宮内膜の組織が何らかの原因によって子宮内腔以外のところに存在し，増殖する疾患。子宮内以外に存在する組織もホルモンの働きで月経の周期とともに増殖を繰り返すため，病変の内部は徐々に癒着したり結節をつくることになる。

症状と経過

月経時の疼痛が強く出現し，年齢とともに増悪する。また排卵時にも，下腹部，腰部などに疼痛を自覚する。不妊を主訴とする場合もある。

検　　査

超音波検査，MRI などによる検査が行われる。

治　　療

疼痛に対しては対症療法が行われるが，病変組織に対しては薬物療法や外科処置がなされる。

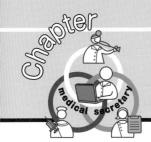

5 皮膚科

皮膚のしくみと働き ①

1 皮膚のしくみ

　　皮膚は人体の表面を覆い，表皮，真皮，皮下組織によって構成され，外界から身を守るバリア機能をもつ（図5－1）。

　　表皮は非常に薄く，角質細胞，色素細胞などで構成されている。皮膚の色は人種により異なるが，これは色素細胞の数によるのではなく，色素産生能によるとされる。

　　真皮は皮膚の大部分を占め，血管や神経，汗腺毛，脂腺などの皮膚付属器を含む。皮下組織は脂肪組織，筋組織へと移行する。皮膚が分化したものとして爪がある。

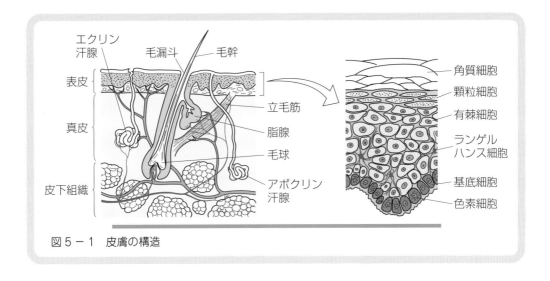

図5－1　皮膚の構造

2 皮膚の働き

①外界の物理的な刺激，化学的な刺激，病原微生物の侵入，光線の刺激に対する保護機能をもつ。

②触覚，痛覚，温覚，冷覚，圧覚を感じ取り，脳に伝える知覚機能がある。

③気温の高いときは血管を拡張し，汗腺から発汗させ，蒸発の際の気化熱により体温を下げる。逆に寒いときは血管を収縮させて体熱が外に放散するのを防ぐ。このように体温調節機能がある。

④ランゲルハンス細胞やリンパ球などが外界からの刺激物や侵入物を異物とみなして働き，抗原抗体反応を起こして免疫をつかさどったり，アレルギー反応を起こす。

⑤角質層はバリアとして水分や体外の異物などが体内に侵入するのを防ぐ一方，毛包では脂溶性の液体を吸収する働きもある。

⑥皮脂の分泌により表面の水分の蒸発を防ぎ，滑らかさを保つ。

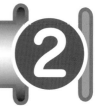

皮膚の病的な状態 ②

1 原 発 疹 (図5-2)

異常のなかった皮膚に病的な変化が最初に現れたものを原発疹とよぶ。

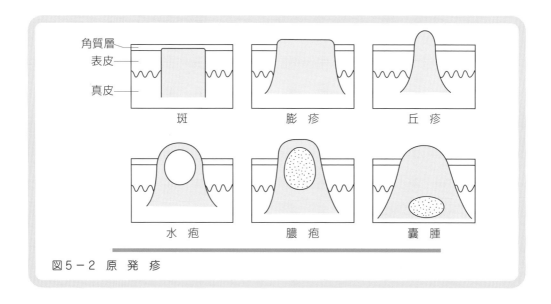

図5-2 原発疹

（1）湿疹　eczema

　　外的な刺激が加わることや体質的な要因によって皮膚に起こるさまざまな炎症性病変のこと。急性湿疹は湿潤傾向があり，小さい発疹，紅斑，水疱を伴うこともある。慢性湿疹は急性湿疹から移行したもので，皮膚が肥厚して硬くなったものをいう。

（2）斑　spot

　　赤や紫，黒などの病変で，皮膚の表面の盛り上がりのないものをいう。色により疾患が異なる。

①赤みを帯びた斑（紅斑）：動脈系血管の拡張や充血によるもので，炎症性の疾患でよくみられる。ガラス板で圧迫すると消える。白変紅斑ともいう。

②紫を帯びた斑（紫斑）：赤血球の皮膚組織内への出血（内出血）によるもので，ガラス板圧迫で消えない。ただし出血斑は時間の経過とともに色調が変化するので注意する。

③黒，褐色を帯びた斑（色素斑）：多くの場合，メラニンなどの色素細胞が増加したことが原因で，深い位置にあると青く見え，浅い部分にあると黒色となる。しみ，ほくろ，カフェオレ斑などがある。

④白斑：メラニン色素の減少や欠如による。

⑤青みを帯びた斑：メラニン色素などが深い部分にあると青く見えるもので，打ち身のあと，蒙古斑などがある。

（3）膨疹　wheal

　　皮膚の表面にわずかに隆起する発疹で，発作的に発生し数時間で消える。代表的なものに蕁麻疹がある。

（4）丘疹　papula

　　通常，水疱や膿疱を伴わない皮膚の表面より1cm程度盛り上がった病変で，粟粒大からエンドウマメ大の大きさになる。尋常性疣贅^{ゆうぜい}，脂漏性角化症，湿疹などがある。

（5）結節　node

　　3cm以下のドーム状または球状の盛り上がりが皮膚表面にできることで，盛り上がったところは表皮，真皮，皮下組織成分でできている。

（6）腫瘤　tumor

　　直径2cm以上の結節をいう。盛り上がりの中身に膿がある場合（膿瘍）もある。

（7）水疱　blister

皮膚の表皮にできた液体を含んだ発疹のこと。1cm以下のものを小水疱という。

（8）膿疱　cystoma

液体や泥状の液体を含む水疱のことで，甲状舌管膿疱，子宮内膜にできるチョコレート膿疱などがある。

（9）囊腫　cystic tumor

表皮に近い部分にできる，内容物の入った袋状の腫瘤をいう。粉瘤，脂腺囊腫，表皮囊腫などがある。硬く丸いしこりで，触れると動き，痛みは感じない。表皮に囊腫とつながっている穴があることがあり，感染や破裂を起こすと膿瘍となり痛みを伴う。症状が強い場合は，切開し内容物を摘除する。

2 続　発　疹（図5 3）

原発疹に引き続いて現れる病変をいう。

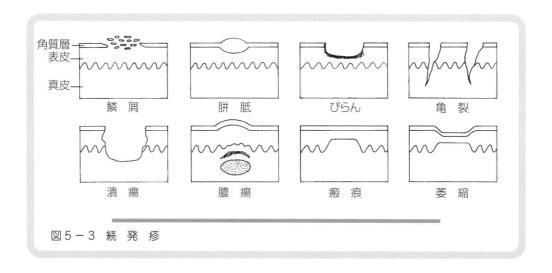

図5-3　続　発　疹

（1）鱗屑　squama

角質層が肥厚して剥がれ皮膚に付着しているものをさす。細かいものを粃糠様，鱗のようなもの魚鱗癬様という。角質層が皮膚から剥がれ落ちることを落屑という。要するに「アカ」「フケ」である。

（2）胼胝　tyloma

　　角質層が持続的に圧迫されたことによる限局的な肥厚のこと。いわゆる「タコ」で，手掌，指腹，かかとなどにできる。

（3）びらん　erosion

　　基底細胞までの組織が欠損した状態で，いわゆる「ただれ」である。瘢痕を残すことなく治る。

（4）亀裂　cleavage

　　真皮までに及ぶ深い線状の切れ目をさし，痛みや出血を伴う。「ひびわれ」のこと。

（5）潰瘍　ulcer

　　物理的や化学的原因，循環障害などにより，表皮組織が真皮あるいは皮下組織にまで欠損を及ぼすもので，治ったあとも瘢痕が残る。褥瘡が代表的疾患である。

（6）膿瘍　abscessus

　　化膿性炎症により真皮や皮下組織に膿汁が溜まったもの。

（7）瘢痕　scar

　　真皮に及ぶ組織欠損の治癒後に，表皮を覆った肉芽組織が平坦または陥没，隆起した状態をいう。平坦になったもの，陥没したもの，萎縮したものを萎縮性瘢痕，隆起したものを肥厚性瘢痕，隆起が創部から拡大して広がりをみせるものをケロイドとよぶ。

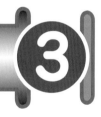

主な皮膚疾患 ③

1 非感染性皮膚疾患

（1）湿疹・皮膚炎　dermatitis

　　外界的な刺激（日光，寒冷，花粉，化学物質など）や体質的な要因（発汗，アトピー素因）などによって起こる皮膚の炎症で，原因が特定できないものをいう。

　　湿疹の状態が点状であること，紅斑に始まり，丘疹，小水疱，膿水疱などの症状が同時に混在すること（多形性），強い瘙痒感があることを湿疹の3主徴という。

1）急性湿疹　acute eczema

　　湿疹三角図（図5-4）に挙げた症状が同時にみられる。湿疹の境界が不鮮明で，湿

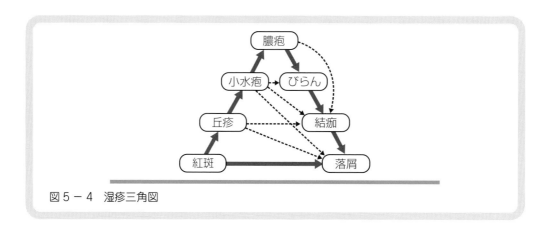

図5-4　湿疹三角図

潤傾向が強い。湿潤の後，痂皮をつくり落屑して治癒する場合と慢性化する場合がある。

2）慢性湿疹　chronic eczema

定　義

　急性湿疹が反復して湿潤傾向がなくなり，皮膚が肥厚化・苔癬化（皮膚が厚くなり，皮溝が筋のようにはっきりすること）で境界がはっきりし，色素沈着もみられる。新たに刺激を受けると再び湿潤する場合もある。

症状と経過

　瘙痒感が著明であり，入浴や飲酒などによる血管拡張や，摩擦，掻破などの機械的刺激により増悪する。

治　療

　原因がはっきりしている場合は取り除き，亜鉛華軟膏，石炭酸亜鉛華軟膏などの外用薬を塗布する。瘙痒感が強い場合は抗ヒスタミン薬，副腎皮質ステロイド薬や二次感染予防のために抗生物質を投与する。

3）接触性皮膚炎　contact dermatitis

定　義

　いわゆる「かぶれ」のことで，原因物質が皮膚に直接接触したことで発症する急性皮膚炎である。接触原因の毒性により発症する一次刺激性皮膚炎と，細胞性免疫によるアレルギー性接触性皮膚炎とがある。

症状と経過

　強い瘙痒感と灼熱感とともに急性湿疹の症状が出る。

検　査

　パッチテスト（貼付試験）。

治　療

　原因物質を特定して除去する。基本的には湿疹の治療と同様である。

4）アトピー性皮膚炎　atopic dermatitis：AD

定　義

　アトピー素因（先天的な過敏のことで，ある刺激を与えた場合に，多くの人が無反応な場合にも皮膚炎などの症状が現れ，特異 IgE 抗体の上昇がみられること）をもつ患者に発症する炎症性の皮膚炎のこと。

症状と経過

　乳児期では顔面や頭部に紅斑を生じ，小児期には頸部，肘，膝の裏など屈曲面に好発する（図5－5）。小丘疹，耳切れを伴い皮膚は乾燥する。瘙痒感が強く，搔破を繰り返すことで皮膚が肥厚し苔癬化が進むことが多い。成人になると軽快する場合もあるが，治癒しない場合は苔癬化がより増悪する傾向がある。

検　査

　パッチテスト。抗原特異的 IgE 抗体検査（RAST 法：放射アレルゲン吸着テスト，MAST 法：同時多項目アレルゲン特異的 IgE 抗体検査）により同定する。

治　療

　慢性湿疹に対する治療を行い，強い瘙痒感に対しては抗ヒスタミン薬の外用と内服を使用する。副腎皮質ステロイド薬の全身的もしくは局所的投与を行う。

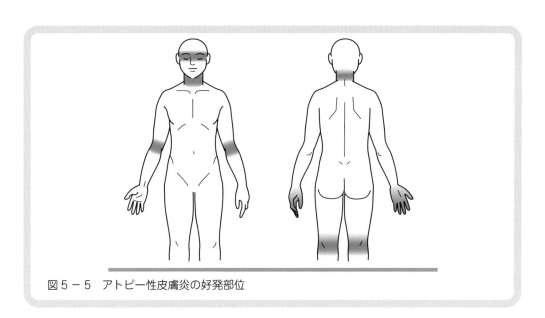

図5－5　アトピー性皮膚炎の好発部位

5）脂漏性湿疹　seborrheic eczema

定　義

　頭部，顔面，腋窩，背中などの脂漏部位に起こる炎症性皮膚炎で，紅斑と落屑を主症状とする。脂漏の分泌異常のほか，細菌感染が原因として考えられている。

それほど強くない瘙痒感がある。

治　療

湿疹の治療をする。副腎皮質ステロイド薬が有効で，反復して発症することもある。

（2）蕁麻疹・痒疹類

1）蕁麻疹　urticaria

定　義

　蕁麻疹は食物，薬物，花粉や埃，動物の毛などの刺激に対して，肥満細胞から遊離したヒスタミンなどの化学伝達物質が毛細血管に作用して血管壁から血漿が漏出してできる膨疹をいう。急性蕁麻疹とは，1週間以内で消失するものをいう。慢性蕁麻疹は症状が1カ月以上にわたるもので，原因は環境的な因子や消化器障害，精神的な要因が考えられているが，特定できない場合が多い。

症状と経過

　症状は赤みを帯びた小型の浮腫が広範囲に広がり，経過とともに融合することもある。強い瘙痒感を伴うが，重症の場合は発熱し，浮腫が気道粘膜に広がると，呼吸困難からショック症状に陥ることもある。

検　査

　パッチテスト。RAST法，MAST法検査により同定する。

治　療

　原因を特定して除去し，抗ヒスタミン薬，重症例では副腎皮質ステロイド薬を投与する。

2）全身性エリテマトーデス　systemic lupus erythematosus：SLE

定　義

　血管や結合組織が系統的に変性し，皮膚，関節，心臓，肺，腎臓が障害され自己免疫異常もみられる膠原病の代表的疾患である。男女比では若い女性に多く，発熱，全身倦怠感などの急性症状とともに慢性的に経過し，寛解と再燃を繰り返す。

症状と経過

　顔面などの露出部にやや滲出性の蝶形紅斑が出現，レイノー現象，関節痛，頭痛，無痛性リンパ節腫大などがみられる。全身症状としては，腎臓，循環器，呼吸器，眼，消化器，肝臓などの臓器が障害されるほか，神経症状，内分泌異常，光線過敏症なども起こる。

- 蝶形紅斑（図5-6）：両頬の紅斑と鼻背の紅斑が結合して蝶の形に見える紅斑。
- レイノー現象：四肢の末梢神経の血流障害により皮膚の色が白または紫に変わること。

　血液検査により赤血球沈降速度（赤沈，ESR，BSR）亢進，白血球減少，血清γグロブリン増加などを調べ，蛋白尿，LE 細胞の有無を調べる。

　・LE 細胞：SLE 患者の血清に健康な人の血清を加えると，好中球が好塩基状塊物質を貪食したものをいう。SLE 患者では好中球が LE 細胞を花環状に取り囲むことをロゼット形成という。

治　　療

　高蛋白食を基本とし，副腎皮質ホルモン薬が第一選択される。寛解後は漸減し，症状が再燃しない量を投与して寛解を維持する。腎臓が障害され，腎不全に陥った場合は腎透析を行う。

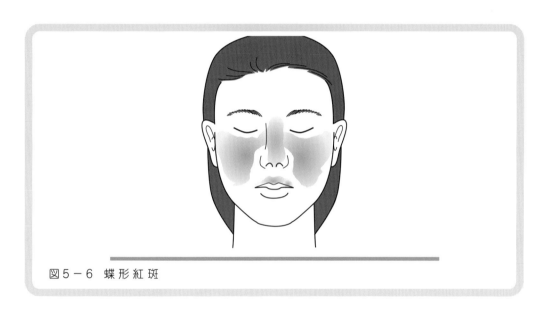

図5－6　蝶形紅斑

（3）皮膚分泌異常

1）尋常性痤瘡　acne vulgaris

定　　義

　いわゆる「にきび」である。思春期に脂腺機能が亢進し，毛孔が角化して閉塞したところに痤瘡桿菌が感染することで顔面，背中の毛孔に小丘疹と膿疱ができる慢性炎症性疾患である。

症状と経過

　小丘疹から膿疱となり，瘢痕や色素沈着を残して治癒する。

治　　療

　洗顔を基本に皮膚の清潔を保ち，刺激的なものや，脂肪の多い食品を避けるように指導する。硫黄を含むローションや抗生物質の軟膏を塗布したり，ビタミン B_2 製剤を投

与する。

2）汗疹　miliaria

定　義

　エクリン汗腺から出た汗が，汗孔がふさがったために出口を失い，汗管を破って浸潤したために起こる。

症状と経過

　汗が角質層内や角質層直下でとどまった場合は表面から透かして見える小水疱となり，痒みを伴わない水晶様汗疹となる。汗が表皮内にとどまると紅色の丘疹となり痒みを伴ういわゆる「あせも」となる。真皮層内で汗がとどまって痒みのない硬い扁平状小丘疹が多発するものは深在性汗疹といい，発汗停止状態を起こし，熱中症状態になることが多い。

治　療

　皮膚を清潔に保つためにこまめに入浴し，亜鉛華デンプン粉や石炭酸亜鉛華リニメントなどを塗布する。

（4）皮膚良性腫瘍

1）ケロイド　keloid，肥厚性瘢痕　hypertrophic scar

定　義

　外傷後，皮膚の表面にできる紅色に隆起した，硬く扁平な結節のこと。予防接種後などでもできる。創傷の治癒後に創傷の範囲を越えない肥厚性瘢痕と，創傷の範囲を越えて徐々に増殖し，痒みや圧痛を伴うこともある瘢痕ケロイド，真性ケロイドがある。いずれも膠原線維や線維芽細胞の増殖と血管増生によるが，体質的な素因があると考えられている。肥厚性瘢痕は数年以内に萎縮性瘢痕となり軽快していくが，瘢痕ケロイド，真性ケロイドは増殖が続き，周囲に広がっていく。

症状と経過

　皮膚の表面に紅色の硬い結節ができ，痒みや自発痛，圧痛を伴うことがある。思春期などのホルモン，激しい運動などで悪化する。

治　療

　副腎皮質ステロイドホルモン薬の注入，圧迫療法，切除を行う。

2）血管腫　hemangioma

定　義

　血管の増殖や拡張により皮膚表面にさまざまな形をした赤色斑や隆起をみるもので，いわゆる「あかあざ」である。乳幼児期に顔面，頭・頸部，四肢にできることが多い。単純性血管腫，苺状血管腫，海綿状血管腫がある。

症状と経過

　苺状血管腫は学童期までにほとんど自然治癒する。単純性血管腫や海綿状血管腫は自

然治癒はせず拡大し，腫瘤になることもある。

治　療

外科的切除，放射線療法，ドライアイス療法，レーザー療法などが行われる。

3）悪性黒色腫　malignant melanoma

定　義

表皮基底層に分布するメラノサイト（色素細胞：皮膚，毛，眼などにある）が癌化する悪性腫瘍。皮膚にできるが，足底や爪などの四肢の末端部に生じることが多く，まれに粘膜や眼にもできる。

症状と経過

黒色または紅色の斑が隆起し，潰瘍化する。リンパ行性，血行性に転移しやすいため予後は不良である。

治　療

早期に腫瘍部分の広範囲切除後，リンパ節の郭清，放射線療法，化学療法を行う。

2 感染性皮膚疾患

（1）膿　皮　症
1）癤 furuncle，癰 carbuncle

定　義

癤とは黄色ブドウ球菌の侵入により起こった毛包炎が拡大して周囲組織に炎症が広がったものである。顔面にできる癤が面疔である。癤が集合して病巣がさらに拡大したものを癰という。

症状と経過

毛包に紅丘疹ができ，2，3日後に腫脹，拡大して硬結をつくる。強い自発痛，圧痛を伴い，悪寒や発熱することもある。硬結はやがて膿で充満する。

治　療

抗生物質の内服，抗生物質軟膏の塗布。膿の状態をみながら切開排膿する。再発を繰り返す場合は原疾患が別にある可能性があるため，糖尿病（DM）などの検査をする。

2）蜂巣炎（蜂窩織炎）　phlegmone

定　義

皮下結合組織におけるびまん性進行性の急性炎症をいう。黄色ブドウ球菌，連鎖球菌などが皮下に侵入して下腿や四肢に化膿性の炎症を起こす。

症状と経過

境界のはっきりしない紅斑ができ，強い自発痛があり，悪寒発熱など全身症状を示す。やがて広範囲の皮下に硬い膿瘍を形成する。

膿瘍が形成されないように内服，点滴により抗生物質を投与する。膿瘍ができた場合は切開して排膿する。

（2）真菌性皮膚感染症

1）汗疱状白癬　tinea pompholyciformis

定　義

いわゆる「みずむし」である。足底や足指の表皮の浅い部分に白癬菌が寄生するのが原因で，指の間や足底，足の縁などに鱗屑やびらん，小水疱，角質の増殖がみられるもの。剥がれ落ちた鱗屑は，接触して感染の原因になる。

症状と経過

強い痒みを伴い，掻破すると赤く腫脹し化膿する。

治　療

原因菌を確定後，抗真菌薬を使用するが，症状が消退しても抗真菌薬を一定期間継続する。

2）爪白癬　tinea unguium

定　義

手や足の爪甲に白癬菌が寄生したもの。

症状と経過

爪が肥厚し，黄色く混濁してもろくなるが，痛みなどの自覚症状はない。汗疱状白癬を治療しないでいると発症することが多い。

治　療

抗真菌薬の内服療法が主体となる。

3 動物寄生虫性皮膚疾患

1）疥癬　scabies

定　義

疥癬虫（ヒゼンダニ，図5-7）の寄生により指の間，下腹部，外陰部，腋窩，肘窩などの柔らかい皮膚に小水疱や膿疱が多数できるもの。線状の丘疹にはトンネル（疥癬トンネル）があり，中にはメスが潜んでいる。寝具や衣服，性交にて感染するので，家族内感染，高齢者施設などでの集団感染が起こることがある。

症状と経過

強い瘙痒感があり，特に身体の温まる夜間により強くなる。

検　査

皮膚を少量けずって虫体や卵を検出する。

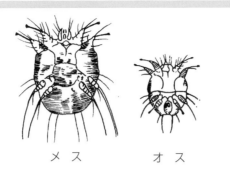

メ　ス　　　　　オ　ス

図5−7　疥　癬　虫

治　療

硫黄薬の塗布，クロタミトン軟膏，イベルメクチンの内服などを行う。

2）シラミ症　pediculosis

定　義

シラミには頭ジラミ，毛ジラミ，コロモジラミがある。頭ジラミは現在でも時々学校
や保育所などで集団発生することがある。毛ジラミは陰毛に寄生するもので，性感染症
のひとつである。コロモジラミは第二次世界大戦後に大流行し，それに伴い発疹チフス
も流行した。

症状と経過

強い瘙痒感があり，湿疹が出ることもある。

検　査

虫体，卵の検出。

治　療

コロモジラミは衣類の煮沸消毒，毛ジラミ，頭ジラミは患部を除毛し，スミスリンパ
ウダーを散布する。

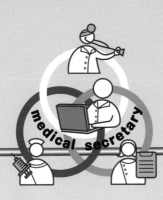

画像診断

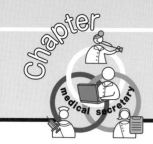

6 画像診断

X 線 撮 影 ①

（1）単純 X 線撮影 （図 6 - 1）

原　理

　いわゆる放射線は物質透過性が高い。この性質を利用して，人体を透過した X 線の透過度（高低）の違いを画像の濃淡の違いとしてフィルムに焼き付ける方法である。現在はほとんどデジタル化され，フィルムの場合は少ない。ネガ表示（ネガフィルム）では，骨など X 線を透過しにくいものは白く，肺など X 線をよく透過するものは黒く描出され，ポジ表示（ポジフィルム）では，骨は黒，肺は白く描出される。撮影画像は，通常，ネガ表示で読影される。

使用目的

　骨は X 線透過率が低い（X 線が透過できない）ため，他の部分に比して白く描出さ

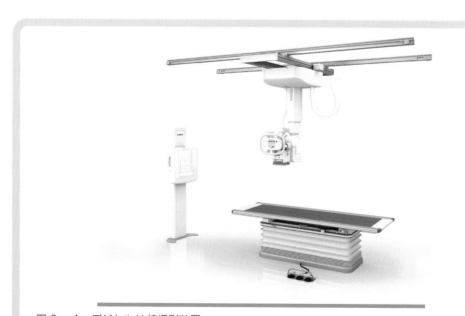

図 6 - 1　デジタル X 線撮影装置
（画像提供：キヤノンメディカルシステムズ株式会社）

れるため，骨折の有無や骨の状態を，比較的容易に知ることができる。また胸部X線撮影では肺の状態や心臓の大きさ，血管の太さなどを，画像の濃淡の違いから知ることができる。胃はX線の透過率が高く，通常X線画像には描出されないため，胃のX線撮影ではバリウムというX線透過率が低い造影剤を飲み込むことで，胃に溜まったバリウムの形から胃の形の異常を知ったり，胃壁に付着するバリウムの状態から，胃壁の異常（胃潰瘍，胃癌など）を知ることができる。この場合は，透視検査という，微弱なX線による連続撮影（ポジ表示動画）での位置決め，観察が併用される。歯科で使用されるパノラマX線装置は，撮影装置が頭の周囲を回りながら撮影することで，すべての歯を撮影することができる。

検査時の注意
臨床に用いるX線は，金属は透過しないため白く描出され（ネガ表示），透過性臓器の診断を妨げるため，検査の時，金属性の物品（ネックレスなど）を身につけていないことを確認する必要がある。

（2）血管造影　angiography

原　理
血管や血液は，X線の透過率が高く，X線画像には描出されないため，橈骨動脈や鼠径動脈からカテーテルを挿入し，目的部位に，X線透過率の低いヨード造影剤を注入して，血管内を移動する造影剤の速さや形状によって，血管の様子を知る。

使用目的
脳動脈，心臓の冠動脈をはじめとする全身の主要血管の撮影で用いられることが多く，梗塞や瘤，腫瘍，体内出欠（血管の損傷），血管の奇形などの発見，ならびにその治療（治療薬の投与，塞栓物質の留置など。カテーテル経由の治療をインターベンションと総称される）が主な目的である。

検査時の注意
近年は少なくなったが，ヨード造影剤によるショックがときに認められるとともに，動脈穿刺による出血，心筋刺激による不整脈の出現などの危険性があり，検査後止血が確認されるまで，注意が必要である。

（3）コンピュータ断層撮影　computed　tomography：CT （図6−2）

原　理
X線を360度から照射することで一方向だけでなく，人体を断面的にとらえ，詳細な異常を断層的に撮影する方法。ヨード造影剤を注入して頭部や心臓などの全身の血管を撮影することもできる。

使用目的
全身を横断した画像としてとらえることができる。病変位置の把握のために行われる

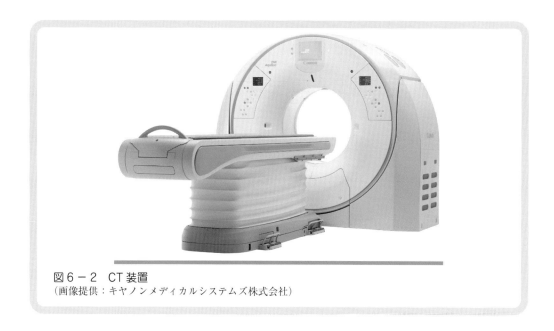

図6-2　CT装置
（画像提供：キヤノンメディカルシステムズ株式会社）

ばかりではなく，腫瘍摘出術の前に病変の位置を把握するためにも行われる。

検査時の注意

　金属などを身につけていないことを確認する。また，ヨード剤に封するアレルギーがあるため，ショックへの注意が必要である。

（4）乳房断層撮影（マンモグラフィ）　mammography（図6-3）

原　理

　乳癌が発生する乳腺を，平らに押し広げて鮮明に描出し，かつ乳房の厚みを減らすことで，乳房の被曝線量を低減するために，乳房を専用のプレートではさんで平らに圧迫固定した（例：のし餅状）状態で，低エネルギーの軟X線（透過量の差が出やすいX線）を照射して撮影する。最近では，乳房の疑似的な断層画像を撮影することができるtomosynthesis（トモシンセシス）機能を備えたマンモグラフィ装置もある。

使用目的

　乳腺炎や乳癌（特に早期乳癌）などの乳腺腫瘍，石灰化などを発見するための検査として行われる。

検査時の注意

　撮影部位に湿布薬や絆創膏，制汗パウダーなど，読影時に誤診の原因となるようなX線吸収差を生じるものがないことを確認する。また，乳房を圧迫するため，検査は，生理による乳房痛のない期間に実施する。

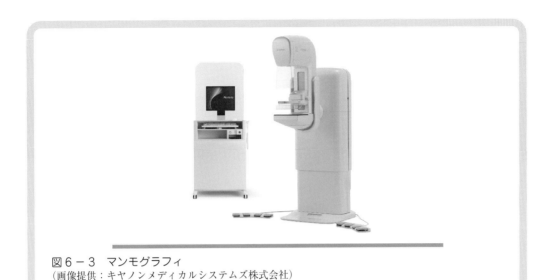

図6-3　マンモグラフィ
（画像提供：キヤノンメディカルシステムズ株式会社）

磁気共鳴診断装置 ②

● 磁気共鳴画像　magnetic resonance imaging：MRI（図6-4）

原　理

　MRIは大きな磁石による"強い磁場"とFMラジオに使われているような"電波"を使って画像を得る。そのため，MRIは放射線による被曝がなく，小児や健常な人も安心して検査を受けることができる。

使用目的

　MRIでは，身体を横に輪切りにした画像だけでなく，縦切りなど自由な断面で描出できる。また，MRIはX線を使うCTと違って骨や空気による画像への悪影響が全くないため，例えば頭蓋骨に囲まれた脳や脊髄などの診断に適している。さらに薬（造影剤）を使わずに主な血管の画像が簡単に得られるなどの特長がある。

検査時の注意

　MRI装置は磁石を用いて被曝なしに人体の情報を得る装置である。近年，MRI装置の普及に伴い，その強力な磁石に磁性体が引きつけられる事故が発生している。MRI検査室に入室する場合には，磁性体を持ち込むことのないよう注意が必要である。またMRI撮像時に大きな音が生じる。検査時には，耳栓などの聴覚保護対策が行われる。一般的にMRI検査はCT検査よりも時間がかかる。検査部位，内容によるが，検査時間は20分～1時間程度である。

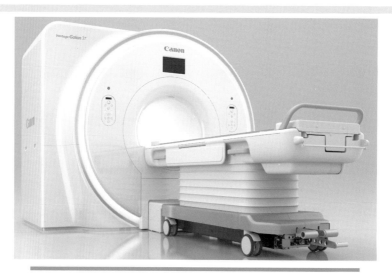

図6-4　MRI装置
（画像提供：キヤノンメディカルシステムズ株式会社）

超音波断層撮影 ③

（1）超音波検査（エコー）　ultrasonography：US, Echo（図6-5）

原　理

　対象物に超音波を当て，返ってくる反射波を受信し，それを画像処理する装置。モニタに体内の構造や動き，血液の流れる様子などリアルタイムで映し出すことができる。

使用目的

　心臓の動きや胎児の発育状況などリアルタイムに把握するために使用される。また，部の動脈の様子をみることで全身の動脈硬化の進行状態が推測できるため，頸動脈のエコーも行われる。ほかに，消化器系の臓器を観察するため腹部エコーや甲状腺の検査，下肢血栓の診断のためにも使用される。

検査時の注意

　微細な血流の観察のために造影剤を使用することがあるが，これは卵と類似成分のため，造影剤を使用する場合，卵アレルギーのある人はアレルギーの発症のリスクが高いので，あらかじめ確認しておく必要がある。膀胱や子宮などの検査の際は膀胱に尿が充満しているほうが撮影に適しているため，検査前に排尿しないよう指示する。

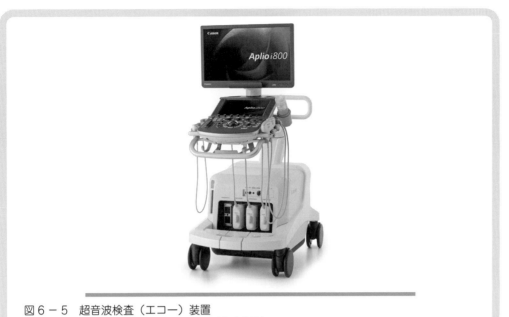

図6−5　超音波検査（エコー）装置
（画像提供：キヤノンメディカルシステムズ株式会社）

（2）超音波ドプラ検査　doppler ultrasonography

原　理

　一般的に超音波検査（超音波断層撮影）などに含まれる検査。ドプラ効果（組織や臓器に当たって反射し戻ってくる超音波の時間や周波数の変化のこと）を利用して，血液の流れる方向，速度を知る。

使用目的

　胎児検査では臍帯中の血液の流れや胎児の循環状態，また心臓や脳血管など，血流を調べる場合に使用される。

検査時の注意

　特に注意事項はないといわれている。

核医学検査 ④

（1）陽電子放射断層撮影　positron emission tomography：PET

原　理

　陽電子を放出する放射線同位元素（ラジオアイソトープ：RI）で標識した検査薬（造影剤）を投与（静脈注射など）した後に，その検査薬の分布を陽電子と電子の対消滅に

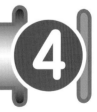

より発生する消滅光子を測定して画像とする。早期および転移の癌を発見できる場合がある。

使用目的

　癌の早期および転移巣の発見，悪性度の評価が可能なため，病期診断に使用される。健康診断などで使用されることもある。脳，心臓の検査にも用いられる。

検査時の注意

　貴金属類を外すことを前提とする。検査によって食事制限などがあるため，検査前の患者への説明が必要である。検査時間は数十分で，衣服も着たままで撮影ができ，負担は少ない。また造影剤は超微小な量のため安全性が高いが，体内に放射線を放出するので，体内被曝をすることは理解しておかなければいけない。

（2）シンチグラム　cintigram　（図6-6）

原　　理

　放射線同位元素（ラジオアイソトープ：RI）を投与し，投与した放射性物質がどのように分布したのかを身体から放射される放射線（主にγ線）を体外から撮影してTVモニタに映し出したり，画像とする検査。骨シンチグラムが多く行われ，この場合は骨に腫瘍などがある場合に黒点として描出される。

使用目的

　骨シンチグラムは癌の骨転移の有無，肺換気シンチグラムや肺血流シンチグラムは，肺塞栓症など肺血流の状態や，閉塞性肺疾患の呼吸機能の検査のために行われる。その他，心臓や腎臓などの血流検査のために行われる。

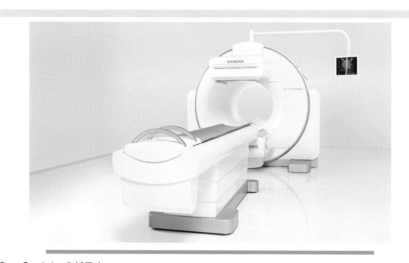

図6-6　シンチグラム
Symbia Intevo（画像提供：シーメンスヘルスケア株式会社）

検査時の注意

　貴金属類を外すことを前提とする。その他には検査部位によって摂取してはいけない食品などがある場合があるため，検査前の患者への説明が必要である。体内被曝のあることを説明する。

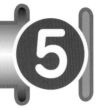

内視鏡検査

　消化管内視鏡，喉頭鏡，気管支鏡，膀胱鏡などのほか，皮膚を切開して内視鏡を挿入する胸腔鏡，腹腔鏡，関節鏡などがある。

● 消化管内視鏡検査　endoscopy（図6-7）

原　　理

　カメラのついた管を口または肛門などから挿入し，消化管や胃，直腸や大腸などを直接撮影する検査。最も普及している。

使用目的

　胃潰瘍，胃癌，食道癌などの上部消化管，および直腸癌や消化性潰瘍など下部消化管の異変を肉眼で確認することができる。

検査時の注意

　検査中に術者と直接コミュニケーションがとれるため，患者の不安感は少ないが，嘔吐反射が起こることがあるため局所麻酔や鎮静剤が使用される。検査前の食事制限や下剤の服用などがあるため，検査前の準備もあり患者への指示が必要である。

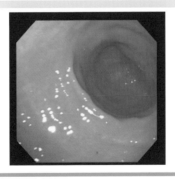

図6-7　内視鏡による上部消化管写真

和 文 索 引

欧 文 索 引

略 語 索 引

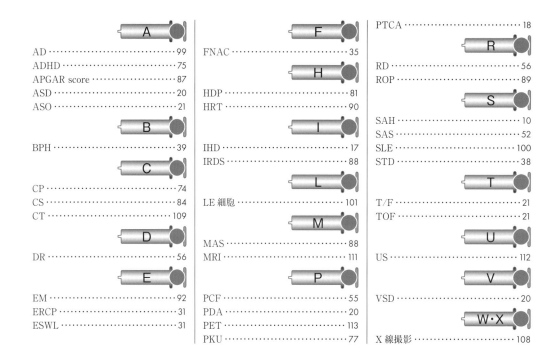

〔著　者〕

井上　肇
（いの　うえ　はじめ）　　聖マリアンナ医科大学　形成外科

新 医療秘書医学シリーズ　4
改訂 臨床医学II—外科

2013 年（平成 25 年）2 月 5 日　初版発行～第 11 刷
2022 年（令和 4 年）10月 1 日　改訂版発行

編　　者　医療秘書教育全国協議会
著　　者　井　上　　　肇
発 行 者　筑　紫　和　男
発 行 所　株式会社 建　帛　社
　　　　　　　　　　KENPAKUSHA

〒 112-0011　東京都文京区千石 4 丁目 2 番 15 号
　　　　　　　TEL　（03）3944-2611
　　　　　　　FAX　（03）3946-4377
　　　　　　　https://www.kenpakusha.co.jp/

ISBN 978-4-7679-3746-5　C3047　　　　　壮光舎印刷／ブロケード
Ⓒ井上肇・医療秘書教育全国協議会，2013，2022.　　　Printed in Japan
（定価はカバーに表示してあります。）